医者の
世話にならない
生きかた

東京大學名譽教授 醫學博士
渥美和彥

東大名醫行醫一生的最終體悟

（往後日子不上醫院、不靠醫師也能健康活著的53個心得）

陳柏瑤／譯

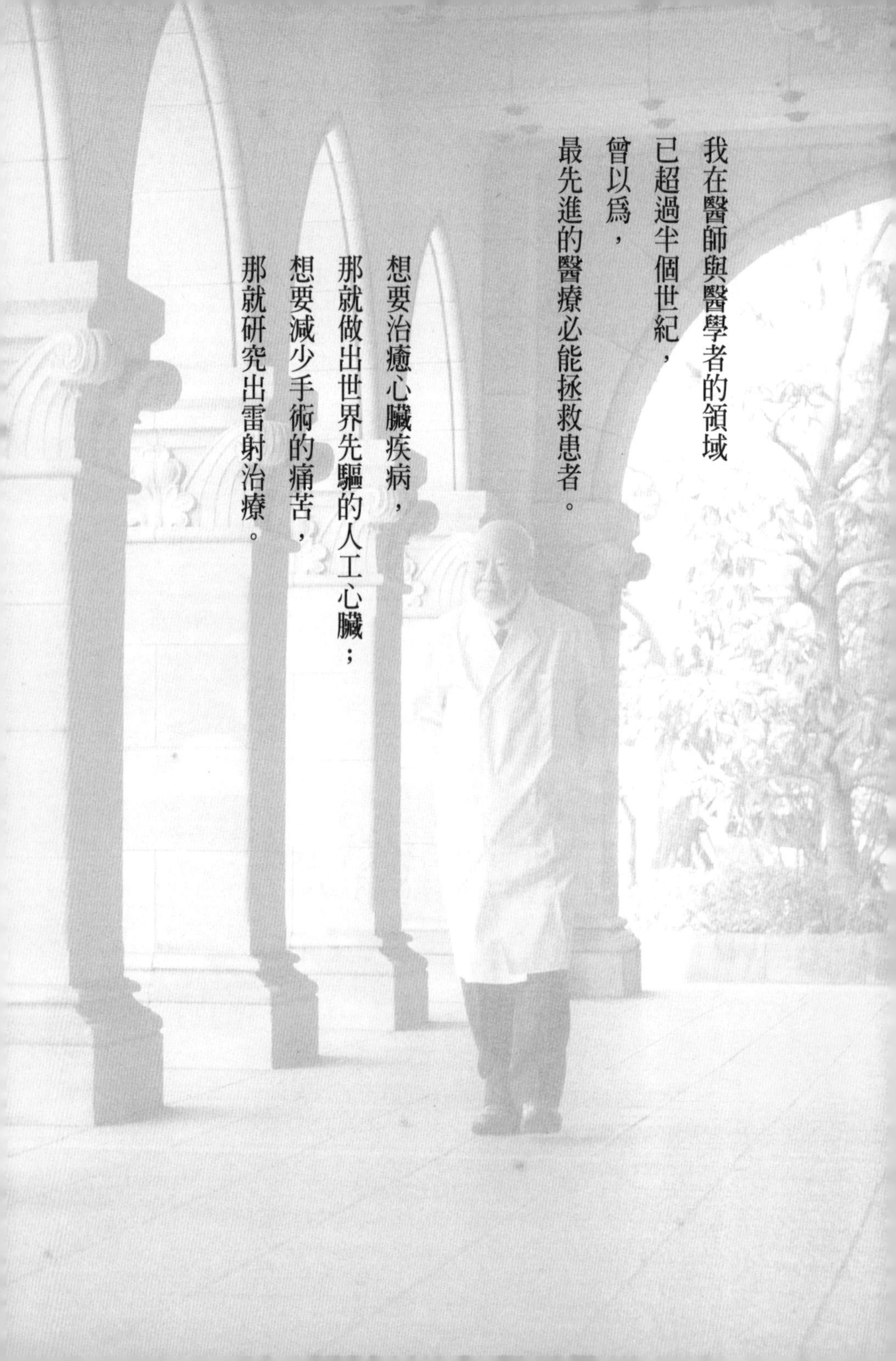

我在醫師與醫學者的領域
已超過半個世紀，
曾以爲，
最先進的醫療必能拯救患者。

想要治癒心臟疾病，
那就做出世界先驅的人工心臟；
想要減少手術的痛苦，
那就研究出雷射治療。

但曾幾何時，

我才領悟到，

僅有最先進的醫療，

終究無法拯救患者。

因爲深切理解到醫療的可能性與其侷限，

才知道得以輔助人們健康、幸福，

度過各自人生的「醫療」，

才是符合未來所需的醫療形式。

序章
如果不能關照自己，也無法安詳往生

第一章
爲何就醫也無法痊癒

第二章
即使醫師也不易找到「名醫」爲自己看診

第三章 幾乎所有的疾病都是無名病

第四章 爲能自己關照自己所應該做的事

第五章 理解「疾病不可能治癒」

終章 落伍的日本醫療

序章

如果不能關照自己，也無法安詳往生

醫學無法醫治的，
遠比可以醫治的，
多出更多。

仰賴醫院仍無法解決問題的眞正理由

「如果可以的話，我不想死在醫院。」
「如果可以的話，我希望不用依靠他人直到老去。」

以上這些話相信都是每個人的盼望。而從各種營養補給品或健康食品、以及近年來各類健康書籍不斷榮登暢銷書之列，也不難看出每個人都希望能在不生病的情況下平靜地步向晚年。

長年以來身居醫師、醫學者的我，正因爲曾身處醫療與醫學界，所以比起一般人更是不願在醫院或醫師的看顧下度過晚年。

西元一九五四年我自東京大學醫學部畢業以來，隨即開啓心臟外科醫師的生涯。說來，那已是距今半世紀以前的往事了。西元二〇一二年之際，日本國民的平均壽命男性是七十九歲、女性是八十六歲，然而在男女平均壽命僅有六十歲的年代，並無目前醫院常見的超音波診斷設備、內視鏡、CT（電腦斷層攝影）、MRI（核磁共振斷層掃描攝影）之技術。從那個年代來到現在，可見醫療不斷走向最先端，許多當時猶如夢幻的技術如今皆已理所當然的實用化了。

西元一九六〇年代我從心臟外科醫師轉往國家的醫療學術部門，為了人工心臟、雷射治療、病歷電腦化等技術的實用化，簡直到達廢寢忘食的地步。

不知是不是研究奏效，眼見不治之症逐漸減少、疾病也愈能早期發現，而隨著治療，患者無論是在肉體或精神上也得以朝向減輕負擔的醫療目的。

不過，這樣的結果眞的能讓每個人都得到幸福嗎？坦白而言，我並不那麼認為。

其實每個人都各有不同的生理不適，一旦年紀增長，糖尿病、高血壓也儼然衍生，嚴重時還有心肌梗塞或心律不整等的循環器官疾病，或是腎臟病、攝護腺肥大（男性）等的泌尿器官疾病……身體一旦出現種種不適症狀，人們往往就急奔醫院就醫。

我自己在六十歲時也被診斷出糖尿病，七十歲時發現心肌梗塞的徵兆，於是還動了心導管的手術，可說是受盡了醫院或醫師們的照顧。但並不是所有的疾病去到醫院都可以解決，有時去到醫院也可能全然無法改善。

也因爲如此，所以許多人對醫院或醫師懷有以下這樣的不滿。

「做了各種檢查，卻還是查不出病名。」

「光是檢查，我就累了。」

「醫師只告訴我：『無法斷言，必須再觀察看看。』」

「我吃了所有的藥，症狀卻還是沒有改善。」

「藥物的副作用，已影響到我的生活。」

「對症療法讓我的疾病始終無法痊癒。」

然而大家有無想過，爲何會出現這些不滿的聲音呢？

過度依賴醫師，得以治癒的疾病也變得無法治癒了

問題就出在，原本可以不依賴醫師解決的病痛，患者終究還是會選擇依賴醫師的醫治。我身處過醫療界，非常清楚大家是多麼信賴醫院或醫師。

但是一般說來，醫院所施行的醫療（近代西醫）絕非萬能。既有辦得到的，也有無能為力的；既有擅長的，當然也有其侷限所在。

今年已邁入八十五歲的我、以及現在拿著本書閱讀的各位，我們每個人的身體都有著醫學也難以徹底釐清的複雜與深遠，無論如何探究，必然還是會有無解或無法預測的部分。

隨著科學技術發達，得以化過去的不可能為可能，人們也因而沉溺在自我萬能的優越感中，錯以為任何事都辦得到，不可能存在著不可能。

若置換到醫療體系，則是做個檢查，就立刻判別病名，然後找出具有療效的治療

法。並認爲只要得到具有豐富醫療知識與經驗的名醫看診，任何病症皆可瞬間好轉。愈是科學進步、醫療發達的社會，抱持此觀念的人們也有愈多的趨勢。實在是不可思議。

不過，上述的想法觀念，坦白說並不正確。

十多歲即立志從醫，並且半個世紀以上都是醫師、醫學學者的我，看著一路走來的醫療發展，的確擁有驚人且美好的一面，既克服了無數過去難以治癒的疾病，在外科的處置上，也遠比過去地球上的其他醫學更爲優異。而且更重要的是，醫療的技術仍在進步中。

然而，現今的醫療畢竟還是有其侷限，我認爲最大侷限有以下兩點：

一、無法細心診視每位病患

二、無法診視身體整體

關於細節留待第一章再詳述。不過前面所舉出的對醫院或醫師之不滿，我認爲恐怕是那些「侷限」所造成的。若患者本身不能體認到醫療的侷限，凡事寄託醫院或醫師，又會如何呢？

當然是可以痊癒的也無法痊癒，甚至妨害到既有的健康。再嚴格說來，任由自己的身體交託給醫療的結果，恐怕還會造成生活品質（QOL）的低落。

因此，停止「醫師可以治療所有的病」或「去醫院看病，即能解決問題」等的不切實際的想法吧。

那麼，又該如何不依賴醫療呢？

一、了解「醫院可以做到的」與「醫院不能做到的」

二、分辨「可以託付的醫師」與「不能託付的醫師」

三、盡其可能地自己照顧自己

除了謹記此三點，最重要的是每個人都要懂得如何照顧自己的身體。

身爲醫師、醫學學者，我大半的人生都耗費在研究最先端的醫療，沒想到最終的領悟與結論卻是「不依賴醫師的生活」，說來或許諷刺。不過，我卻不這麼認爲，因爲那是長期認眞面對醫學以來必然衍生而至的結論。

本書的內容是基於我長年反覆不斷的思索，期望能爲希望得到眞正幸福且健康生活的讀者們，提供並彰顯出另一種的生活方式。

第一章

爲何就醫也無法痊癒

所謂的疾病，
幾乎是不可捉摸，
是一種曖昧的狀態。

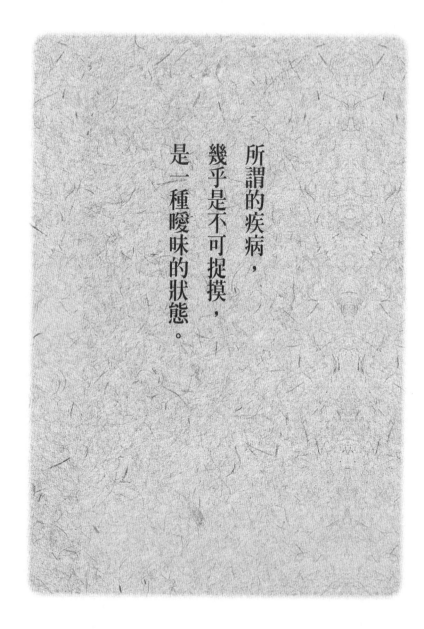

01 就連人體的內臟也具有個性

待在候診室時，不知大家有無發現，儘管因相同病症來到同一科看診，患者們卻是性別不一、年齡或體型也各有不同。既有體型矮小的男性患者，也有體型高大的女性患者；既有七十多歲即佝僂著腰背的患者，也有九十多歲仍保持抬頭挺胸的患者。如此不同類型的人們，卻來到同一家醫院掛號同一位醫師，並接受大同小異的治療，仔細想想，不是非常不可思議嗎？

就我身爲外科醫師的經驗，這的確是非常奇怪的現象。畢竟人類的體內遠比外觀，還有更大的不同。

先說些我過去的事吧。六十五年前左右當我還是個醫學生時，看著教科書裡的解剖圖，一邊學習人體的構造。人類的臟器究竟具有何功能、又有著什麼樣的形狀？會是在體內的哪裡、又如何存在著、與何相連著……當時的我拚命記下解剖圖，並堅信書本所描述的，直到實際解剖那天來臨爲止。

當從解剖開的腹部往內窺看到眞正的臟器，才知道與教科書所描述的有著極大的差異。儘管臟器的位置大同小異，但大小、形狀、關連程度等則每個人略有不同。我至今仍忘不了當時的震驚，原來所謂的人，就連內臟也有著其獨特性。

而後成爲外科醫師，縱使已參與過無數回的手術，心中仍還是不時湧現與當時一模一樣的震驚。例如病人的神經竟出現在意想不到的地方時、或是在預計的地方卻找不到血管……儘管那樣的未知突如其來，卻也不得不讚嘆且再度學習到人體的不可思議。想必那也是每位外科醫師，都曾經有過的經驗吧。

總之人的身體，就連內臟也都是獨特的。

然而，現今醫院所施以的醫療，卻把人體視爲「一體」。因爲現代醫學師法西醫醫學，看待人體的概念等同於數萬種類零件所組合而成的汽車，基於這樣的觀點，醫學得以進而發展、演進，並起了飛躍的進步。

但是，無視於患者的身體也具有其獨特性，因而做下的診斷與治療，果眞得以符合患者的需要嗎？我對此深感疑惑。

02 無所謂「相同的病症」

現今的醫學無區別也不在意人體的個別性，但仔細觀察，看似相同的軀體其實並無存在所謂的相同。即使被診斷出相同的病名，每個人的症狀也不盡相同。

患者最想知道的是，「我究竟生了什麼病？」這是很切實際的問題，也因爲心中充滿困惑，好不容易找到專門的醫師，當然會希望從醫師口中獲得滿意的答案或建議。然而在爲病所苦時，若醫師回以：「還不能妄下結論」或「得再觀察看看」，患者恐怕不免就有抱怨了。

對照我自己看診的經驗，每回患者疑惑地詢問有開刀之必要時，我也只能回以：「不剖開肚子看看，則無法釐清說明。」那是身爲醫師的誠實以告，可是對患者來說，他們的內心恐怕正吶喊著：「你不是醫師嗎？你怎麼可以不知道！」

但是「我也不清楚」，就醫學的觀點而論，卻是最誠實且坦白的態度啊。當醫師理解到患者的身體各不相同、病症也千種百樣時，是不可能簡單地對任何病症妄下斷言。

不過身爲醫師，想要貫徹如此的態度實則不易。

因爲就患者的立場，他們信任的是能毫不猶豫即能下診斷的醫師，認爲這樣才是「好醫師」。比起歪著頭說「我也不清楚」的醫師，當然是可以清楚告知病名的醫師較值得信賴。因此說穿了，醫師也承受著來自患者期待立刻診斷出病名的無形壓力。

據說，比起毫無經驗的新手醫師，累積某程度實務經驗的醫師反而更容易發生誤診，說來恐怕也是受到時下必須爲病症立即下結論的風氣之影響。說到底，所謂的醫師終究還是凡人，下意識地仍期待自己得以符合周遭的期待。

但儘管如此，當面對的是人體時，無論身處何種情境，其實都不應該妄下斷言。必須謹記且覺悟，所謂的人體隨時存在著不可預測的狀況，隨時會背叛醫師自以爲的經驗之道。

既然每一位患者的身體皆不同，極端而論，也不可能存在著相同的病例。因此，千萬不得輕易下診斷，必須仔細且耐心地觀察病狀，才是身爲醫師理所應當的執醫之道。

話雖如此，身爲患者的自己好不容易熬過漫漫的候診，卻只等到醫師的一句「還不能妄下結論」，難免意志消沉。但要記住的是，醫師的妄下診斷對自己的病痛並無幫助，對於診斷還應該抱持更多的耐心。

03

「萬人皆受用的治療法」並不存在

「人的身體各不相同，就連症狀也是各自獨特。」說穿後，自然引出了「並無萬人皆受用的治療法」之結論。對A患者有效的藥物，對B患者可能幾乎發生不了療效，有時甚至還會引起副作用，令病況惡化，諸如此類的案例，其實並不罕見。

更極端地說，「他人的案例」只能作爲參考之用，絕不得輕易信任仿效。「爲何此治療法，卻對我毫無療效」這類的抱怨或沮喪，其實大可不必要。

最近坊間出版的書籍、雜誌或網路上，經常可見各種患者的抗病歷程或經驗談等。內容多提及「是某名醫治好我的疾病」或「是這種藥物讓我的癌細胞消失」，感激之情溢於言表。但是，那些治療的療效都僅限於該患者，並不代表適用於所有的患者。但不幸的是，人一旦患病，對事物的判斷也失去既有的準則，尤其是爲病狀所苦時，總還是忍不住沿用他人的治療例。

以前，我曾與美國著名的安德列．威爾醫師進行討論。他是倡導人類應該更注視自身自癒力、並徹底實踐的名醫，著作也多高居暢銷書之列。威爾醫師說：「對這位患者有效的治療法，僅限於那個人，並不能複製沿用到其他患者身上。」當時的我雖也有同感，卻還是提出疑問：「您的意思是說，多數患者得以共通沿用的治療法並不存在嗎？」爲此，兩人還展開了一番的討論。

我無意否定醫學上截至目前不斷追求多數患者皆得以適用的醫療，也因爲那樣的期盼，醫學才有了劃時代的進步。再加上我自己也是醫師，長久以來自己追尋的也是盡其所能拯救多數患者的治療方法。

然而，在現實中面臨各種病例、並盡力企圖提出最有效的治療之際，總還是不免感慨每位患者原來是那麼獨特。醫師每天必須診視幾十位病患，多時甚至高達百位以上，也許是日復一日的忙碌逼得醫師不得不視眼前的患者爲「同樣的患者」。

因而也無餘力再顧及這個人的身體有何特徵？過去曾患過什麼疾病？最近的心境？如何看待人生？無暇基於那些線索找到適合該患者的治療法。於是，將就依循病歷或檢查結果，機械性地決定治療的方法。

如何治癒患者，其實是個極複雜的問題，絕不能單憑「身體」上的治療，還需要顧及「心理」或「精神」的層面。比起昔日，目前的醫療現況，在治療的選擇上顯得更爲寬廣，西醫學的基本態度或觀念也應回歸且正視患者都是獨一無二的存在。

04 似是而非的「醫治疾病」與「醫治身體」

所謂的「醫治疾病」，指的是什麼呢？若詢問醫師，所得到的答案必然不盡相同。不過可以肯定的是，「醫治疾病」並不等於「醫治身體」。

現今的醫療（近代西醫），原本是將焦點放在「醫治身體」上，企圖找尋是身體的哪個部位造成病痛，然後再藉由服藥或手術等消除病痛、緩和症狀。換言之，就如同在處理故障的汽車一樣，蓄電池的功能不佳就汰舊換新、煞車器失靈則予以修理。

但是僅是換新或修理，仍無法讓人的身體恢復到原狀。有時醫師從各種檢查數據認定患者的身體已康復，但依舊備感不適而屢屢就診的病患卻比比皆是。相反的，也有些病例是，患者自覺身體狀況不錯，意外被醫師檢查出異狀後卻益發病痛不安。

這些都是醫師診斷時僅憑「身體」所呈現的表象，因而引發無法以常理解釋的狀況。其實背後的來龍去脈很簡單，就是在「醫治疾病」時，除了「醫治身體」之外，還應該加上「醫治心理」與「調整心態」。

觀望古今中外，僅以「身體」片面觀點「醫治疾病」的醫療幾乎是不存在的。無論是日本的漢方醫學、印度的阿育吠陀、中醫學（中國的傳統醫學）、韓醫學（朝鮮半島的傳統醫學），這些自古傳承下來的醫療皆著重在「身體」與「心理」的調和。

例如，阿育吠陀是源於梵語的「生命」與「智慧」，是極度重視身心靈連結的醫療哲學，其基礎概念著重在保持心靈能量之平衡、調整整合身體的狀態。這個概念也近似於漢方醫學或中醫學的「氣」，也就是說，醫治身體也必須連同醫治心理。

就那些傳承數千年、伴隨人類漫長歷史的種傳統醫療觀點看來，「醫治身體」，也就是所謂的切除臟器、施予藥物等化學物質等的現代醫療，根本是一種特異的「醫學」。

完全從「身體」的角度看待疾病，雖爲現代醫療帶來前所未有的進步，然而在進步的同時卻也引領出一股歪風。身爲醫師的我們，理應比患者們早一步察覺、正視到問題的所在。

此現象帶來的最典型例子就是，儘管檢查數據並無異狀，但病患仍感覺病痛。由於那些病痛是現代醫院醫療體系所不能解決的問題，醫師也只得以「沒有異狀」敷衍帶過。不過不容置疑的是，那些患者的問題卻也是身爲世界數一數二醫療先進國的日本，必須面對且待解決的課題之一。

05 「治療疾病」優於「治療患者」的醫療體制

由患者的立場看來，「治療疾病」理當等同於「治療患者」。但是，就實際醫療體制來看，這兩者卻非相等。再說得更殘酷些，「手術成功，患者卻死亡」的案例可說是比比皆是。

爲何會衍生這樣的情況呢？最大的致因是，所謂的醫療並不是「爲了患者而存在的醫療」，而是「爲了醫師而存在的醫療」。

過去的醫療並非如此，但最近大家紛紛效法美國的醫療體制，就連日本的醫師或醫院也開始追求「業績」。這家醫院每年進行六百次的心導管手術、那家醫院擁有善於肺癌手術的名醫，這些都變成拿出來招攬病患就診的業績。當然，病患們也對擁有業績、擁有名醫的醫院趨之若鶩。惡性循環下，更造成醫療的大環境著眼在醫療的業績。

但是身爲醫師，什麼才是眞正的「業績」呢？我也曾擔任過外科醫師，非常了解醫師們想要提升自我實務經驗的企圖心，更別說是期許自己成爲一流名醫的年輕醫師們。

的確，比起從未做過冠狀動脈導管手術的醫師，做過五十次手術的醫師更令人覺得「醫術精湛」，也更容易高升。

而對一心盼望提升「業績」的醫師來說，最不樂見的是病因不明又老是抱怨病痛的病患。若病因明朗，即能透過手術治療變成自己的「業績」，所以熱衷「績效」或「業績」醫師期待的是病例。

然而可以斷言病名的病例，其實少之又少。縱使做了種種檢查，也只能做到排除罹患種種疾病的可能性。來到檢查階段若就能查出病名算是幸運，但更多數的病例卻是需要時間的推敲與觀察。

在我從醫的年代，當然也曾歷經「治療疾病」與「完成手術」勝於「治療患者」的時期。但是，也由於半個世紀以來既爲醫師也爲醫學研究者的體驗與觀察，更深刻體悟得到「治療患者」才是醫師必須在乎的「業績」。

疾病幾乎都是難以捉摸且曖昧的，究竟是什麼原因、什麼治療緩和或治癒了症狀，是醫師在面對每一位病患時所應抱持的開放態度，在疾病面前永遠應該猶如面對「未知」般的小心愼重。

06 診視全身的醫師逐漸消失的理由

提到醫院，特別是綜合醫院或教學醫院等大型醫院，會依據身體器官細分出診療科別，各科別各有專門的醫師。患者眼睛不舒服時掛眼科，胃痛則掛內科，皮膚出現問題則選擇皮膚科。

如此的結果就是由患者自行判別該掛哪一科，一旦找不出病因，只得從內科轉往消化器內科、消化器內科再轉往血液內科，不僅徘徊於各科門診也累壞了患者。更糟的情況是，在轉診的期間病狀已難以好轉或逐漸惡化中。

這其中的問題在於門診科別的過度細分。單單一個「內科」，又區分出「循環器內科」、「呼吸器內科」、「消化器內科」、「腎臟內科」、「神經內科」、「類風濕免疫內科」、「血液內科」等，爲此醫師也在就學時間就必須選擇專攻的專業。

如此的教育環境下的確培育出了專精於專業領域的醫療人才，但換個角度看來，也可能教育出只專注於自己的專業領域，卻忽視了其他專業的失衡醫師。患者因身體不適而到醫院求診，最後卻落得無法解決問題的窘境，其中的原因之一就是這樣偏重於某專業的失衡醫師逐漸在增加中。

人的身體需要整體的均衡才能保持健康。心臟有異，也會出現頭暈、手腳麻痺、身體其他部位的不適症狀。相信大家也有過輕微的腳傷，放任不管後卻導致肩膀痠痛或腰痛的經驗。僅診視單一器官的「見木不見林」之醫療方式，會導致原本理當療癒的也無法治癒了。就算醫師擁有再專業的醫療知識，若無法診視顧及患者的全身狀況，也就無法察覺到最癥結的病因。

我在擔任外科醫師期間，除了自己的專業領域外，有時也必須處理輕微的外傷，或是因盲腸炎而前來急診的病患，有時還得面對開放性骨折的重傷患者，可說是無所不包。

當時，醫師診視病患的全身狀況是理所當然的醫療程序，當然也造就那個年代稱爲名醫的醫師們根本不需透過如今的詳細檢查報告，單憑患者走向診間的模樣或整體散發出的氛圍，即能正確掌握病狀了。

當然，過去的醫師與現在的醫師相較起來，現在的醫師更辛苦，畢竟如今必須熟記的東西實在太多，卻又不可能全部塞進腦袋裡。不過既然身爲醫師，就應該隨時謹記，診視患者的整體狀況是絕對必然的醫療程序。

07 去了醫院反而生病？

經常耳聞這樣的抱怨，「爲何我去趟醫院看病，反而更加疲累……」或「每天去醫院照顧住院的家人，結果反而自己也累病了……」當然有人認爲這不過是強加附會的聯想罷了，但其實的確與場所的氣場有著密切關連性。

德國心理學家庫爾特．勒溫（Kurt Lewin，西元一八九〇～一九四七年）曾提出「場地論」（field theory），簡言之，此理論是說人的行爲會受到所在的空間、也就是場所的影響。舉個或許稱不上妥當的例子來說，平時沉默寡言的小職員，一旦升任管理階層也會隨著所處的地位階級而變得能言善道。

若以「場地論」看醫院，也能發現許多有趣的現象。在醫院這樣的空間裡，隨時擠滿抱病而來的人們，因此也是充滿負面氣場的場所。那些我們肉眼看不見的氣場，人們敏感的身心卻能感受得到，並形成壓力。這也是爲何有人覺得「去了醫院反而更累」或「無病也惹出一場病」的原因，這裡所指的病，並不是那種足以躍升媒體版面的院內感染，而是指周遭所流露出的氛圍讓身體陷入容易引發疾病的狀態。

相對的，具有正面能量的醫院，也可說是優質的醫院。人的心理狀況其實很容易受到場所氛圍的影響，而心理狀況又會左右身體的狀態。基於此，許多過去予人負面且觀感不佳的醫院，近來也亟欲積極營造出正面且明亮的環境。

例如，長久以來與我交好的帶津良一醫師，他所負責管理的醫院即相當重視「場地論」，並積極付諸實踐。除了貫有的醫療外，並納入氣功或瑜伽等治療，期待導正人們以往對「疾病」的看法，希望讓「病」成爲改變人生的契機而不再只是折磨身心的痛苦。同時，他也努力讓現代西醫與傳統醫療結合。去到帶津醫師的醫院，的確不覺疲憊，患者們的神情也多是輕鬆愉快。想必在那樣的環境接受治療，醫療的效果也會大幅提升吧。

不過關於「場地論」，爲何獨獨長年待在醫院看診的醫師卻不受影響？我想原因之一是，醫師視醫院爲職場，所以不易受到影響。不過，既然患者會受到「場地論」的影響，當然也攸關到患者的恢復情況。既爲醫師、或是醫院，是否也該與病患一同敏感意識到關於「場所」氛圍的問題。

第二章

即使醫師也不易找到「名醫」爲自己看診

所謂的「名醫」，
其實就是患者自己
耗費數年累積的
「信任與信賴的能力」。

08
醫師也有層級之分

「不想遇到庸醫，看病就要找到良醫」，這是所有患者的心聲。坦白說就連我自己，在不得不接受心臟手術或糖尿病治療之際，也希望找到各專業最好的醫師爲我看診。擁有醫學常識的我都是如此，更遑論一般的患者，所以我非常理解大家期待找到良醫的殷切。

那麼，何謂「良醫」、何謂「名醫」呢？這個問題相當複雜，畢竟醫師的層級也各有不同。也的確，放眼這世間能讓人安心託付生命的醫師並不多見。其實在日本從業的醫師都必須畢業自大學的醫學系，並且通過醫師國家考試，而後通過醫院研修實習才能擔任醫師，可說是具有一定以上的水準。

不過，在學校受到何等的教育、以及日後累積了如何的經驗，也連同形成了醫師素質的落差。

近來，雜誌或網路上經常可見依科別的名醫排行榜，造就了大批患者湧入高居排行榜的名醫處看診。

在中國等地，據說是依據醫術分出醫師的「價錢」，醫術愈好的醫師、價錢愈高，普通的醫師當然只有普通的價錢。對醫師來說，是很殘酷且現實的醫療環境。姑且不論以價錢論定醫師的對與錯，但如果醫師也有所謂的層級之分，那麼又該如何選擇與面對呢？在本章中，我將列出我個人認爲的「良醫」應具備的條件，以及思考如何找到適合自己的醫師，與如何進行良好無礙的醫療溝通。

在此之前，我必須先聲明，儘管先前提到「醫師也有層級之區分」，但得以走遍並見識到世界各地的醫療現況，我還是覺得日本醫師的醫療技術水準堪稱一流。雖然日本仍存在著地方醫療資源不足的問題，但縱觀全世界，全民皆得以享有如此高水準醫療的國家並不多見。

可是有傳言指出，爲解決醫師不足的現象，擴大招收醫學部學生的計畫恐怕會導致長久以來的日本醫療水準下滑。就此論點，我個人則採樂觀態度。醫師是社會上支援全國國民健康的重要一環，這樣的立場日後也不會改變。既然肩負著如此重大的使命，當然不會有水準下滑之虞，更不應該爲此而因噎廢食。

09 醫學系學生應培養身體感覺的敏感度，而不是努力填充知識

第一章提到，近來的醫師僅熟知自己的專業。我想那是因爲醫學的發展，導致不得不學習、不得不知道的資訊過度膨脹所致。如今的醫學系學生努力讀書，大多僅僅是爲了應付學期間不斷的考試而已。在我那個年代，讀書的事反而先擺一邊，時而參加划船社的比賽、時而參與橄欖球的練習。

回歸正題，身爲一位醫師擁有周詳且敏銳的身體感覺，是非常重要的。如此一來當患者陳述身體的感覺時，醫師才得以藉由自己身體的感覺試圖揣摩捕捉那種的疼痛、那種的痛苦。同感患者的感覺，可說是身爲醫師應該具備的重要資質。

話雖如此，但醫師卻又不能與病患產生徹底的同感，畢竟患者因痛苦而希望醫師停止治療時，醫師是無法輕言放棄的。所以更貼切地說，醫師應在與患者保持適當的距離之下，發揮身體的感知度。

如何培養身體的感知，年輕時的體驗就顯得彌足珍貴了。先前也提到，大學時代我

曾隸屬划船社社團，八人一組划一艘船，這是相當耗費體力的運動。隨著划槳，與船整體的重量一同帶動船的前進。兩千公尺的行程，約需要六分鐘的划槳前行。然而在啓航的三分鐘後，由於過於吃力因而體力耗盡，此時大多數的組員都會出現恍神或意識朦朧，但同時不可思議的事情也發生了，八位隊員瞬間達到同心協力的境地，船也不斷加速前進。那種集體結合的一體感、以及自己與隊友間的身體隔閡頓時消失的感覺，讓我至今仍難以忘懷。

年輕時透過運動鍛鍊體力，或許聽來像似學生時代荒廢學業的藉口，然而對於培養身體的感覺卻是相當重要的。尤其是划船、橄欖球等的團體運動，可以在不知不覺間學習到自己與他人間對於身體的共感。日後從醫時，也有助於與患者在身體病痛的溝通。

而如前提及，現在的醫學系學生由於必須學習的東西太多，已無暇運動、遊玩。近年醫學技術的革新，再加上藥物種類已多達難以置信的地步，不可諱言的，這些對現今的學生們都是相當辛苦的處境。

不過不管醫學如何進步，醫師面對的還是活生生的患者，打針會痛、碰到聽診器會感覺冰冷，這些都是不變的。既然身爲醫師，更不應該忘卻身體的感覺。

10 「憑直覺」的醫師才是好醫師

醫師是備受敬重的職業，但一如所有行業，在這行業裡也有各種不同的醫師。再明確地說，既有有才能的醫師，當然也有無才能的醫師。

身爲醫師需要具備的「才能」各有不同，例如值勤醫師必須具備體力，才得以熬得過每週數次値班等的嚴苛任務，另外還要在緊張壓力下做出正確判斷的耐心與智慧。

再者，諸如外科醫師則必須具備左右手都可以縫合或使用手術器具的本事，由於手部必須謹愼停留在臟器或血管等狹窄的空間內，所以手若較小也會成了外科醫師天生的優勢之一。

不過我認爲，身爲醫師最應該具備的才能是「直覺」。

也許有人反駁「醫師必須處理的攸關性命的事，怎麼可以以直覺來醫治病人？」我所謂的「直覺」，並不是那種天外飛來一筆的「感覺」，而是在診視患者的身體時會敏銳的感覺到「莫非是這裡出現異狀」的直覺。

即使X光片並沒有出現任何異狀，檢查數據也一切正常，但從患者身體所呈現的氛圍或手術切開的內部模樣，總覺得透露著肉眼所看不見的異常。這類對病理的直覺，只能說是才能了，就算再優秀、擁有任何人都無法超越的精湛醫術，少了那樣的「直覺」，說實在的也無法成爲一流的醫師。我認爲一流的醫師，既必須擁有一流的知識與技術，也要配合上「直覺」。

直覺，是天生的感性加上長年經驗所孕育而來的。然而現今的醫療體制下，縱使年輕的醫師們兼具了優秀的感性，卻難有累積磨練直覺經驗的機會。或也可以說，在發揮直覺之前已受到太多資訊情報所干擾了。

人們總習慣偏重數字或影像等有憑有據的資料，而直覺卻得在有限的資料中才得以被激發。在如今資訊高度發達的醫療環境下，已不再給予磨練直覺的機會，所謂的直覺甚至被視爲是「非科學的」、「不合乎時代的」。

所謂的人體，即使做足了萬全的防護，仍會發生無法預測的狀況或出現超乎既有知識的不可思議。捨棄了「直覺」的醫療，眞的得以拯救患者的性命嗎？眼見如此過度偏重「科學」的現今醫療體系，我切實感受到其中透露出的靜默危機。

11「喜歡親近人」的醫師其實少之又少

身為優秀的醫師之應具備的條件中，與「直覺」並駕齊驅的還有「喜歡親近人」之特質，或也可說是「對人抱持著好奇與關心」。

面對來到自己面前的這個人，對方正在想著什麼？又有什麼感覺或感受？身為醫師是否得以隨時湧現這般基本且應有的關心呢？也許有人認為那並非難事，但長期置身且深受目前的醫療體制之影響，其實喜歡親近人的醫師少之又少。

回想自己在醫學部的求學歲月，最終依然不願放棄成為醫師的最主要理由就是「喜歡親近人」。當時有些同學成績優秀，再加上家人或家族全是醫師，但對人無感，在解剖實習課時更是臨陣脫逃，而後果然也漸漸遠離醫學。浸泡在福馬林的人體所散發出的強烈氣味、以及有別於彩色解剖圖的詭異人體，無不都是成為醫師前不得不跨越的多重難關。

但是，如果喜歡也關心人，滿心期盼能爲眼前的病患做些什麼，或是由衷感佩人體爲何得以如此深奧，這些念頭與想法就足以順利度過眼前的種種關卡。

以我自己爲例，在看診以外的時間，我對人也深感興趣，無論是與自己同年齡者、彷若兒孫的年輕人、醫師、企業家、記者或編輯等，每天都盡可能與各式各樣的人交談交流。就連以英語交談時也是如此，儘管自己僅聽得懂單字片語，還是專心傾聽。別人提問時就算聽不懂，也會請對方再說一次、說到了解對方的問題爲止。

前陣子，因學會之便前往奈良，休息時間特地到東大寺附近散步，意外看到拉人力車的年輕男子。在九月那樣的殘暑酷熱下，我抓著某個皮膚曬得黝黑的人力車車伕拚命問他有關人力車與工作的問題。妻子見狀，知道我的毛病又犯了，隨即頭也不回地往前走去。打從十多歲我就立志做個醫師，得以當了一輩子的醫師也是因爲對人懷有某種程度的關心，同時也是推動我待在醫界超過半世紀以上的原動力。

12 與其尋找「名醫」，不如找到「適合自己的醫師」

最近的報紙廣告，經常可見雜誌以聳動的「名醫排行榜」或「名醫名單」標題企圖吸引博得讀者的目光，而這類的雜誌也的確賣得極好。不僅患者們喜歡閱讀這樣的報導，事後也影響到讀者決定前往哪家醫院掛哪位醫師的門診。

不過，這類的資訊情報眞的具有參考的價値嗎？

以結論說來，如同第一章的〈「萬人皆受用」的治療法並不存在〉，同樣的，「也無萬人皆受用的名醫」。對某些患者是毫無疑問的名醫，對其他患者也許就不是那樣了，反之亦然。畢竟也有人認爲比起在大醫院擔任要職的醫師，小診所的市井小醫師更是値得信任的名醫。

論到底，醫師與患者之間也是一種的人際關係，也有屬性上的合適與不合適。就算是經歷或專業知識上再怎麼出類拔萃的醫師，若與之溝通不良、難以適應，患者終究無法在就診過程中獲得滿足，於是隨著看診次數的增加，代溝也愈發深刻，有時甚至會造成患者看診的壓力，病情更加難以恢復。

當然，前提還得考慮到醫師的專業是否正確應對到患者的疾患，不過追根究柢，彼此有無緣分也很重要。醫病關係論到緣分，或許有人覺得不妥，但說穿了人與人的相遇都是一種緣分啊。

根據最近的某份研究報告顯示，「對某些人來說，比起接受什麼樣的治療，由誰來執行治療更大幅影響治療的過程。」由此也可看出，醫師在醫療中扮演著重要的地位。

患者會把某位醫師當作「名醫」或視爲値得信賴的對象，常常取決於得以在就診中獲得安心感。也許不是什麼大不了的疾病、也許僅是感冒之類的小毛病，但醫師親切的噓寒問暖或體貼地拍拍背，患者就會覺得身體似乎好了大半。這些微小卻美好的經驗的累積，逐漸演變成對醫師的信賴，而那份信賴感最終卻能治癒了患者。

所以，也許根本沒有所謂的名醫。所謂的「名醫」，其實是患者自己耗費了多年時間所培育出的「信賴的能力」。

13 什麼都可諮詢的「我的專屬醫師」

若可以帶給患者堅信不疑信賴感的即是名醫，那麼也不難理解，最佳的醫病關係絕非是一次性的，而是細水長流。

換句話說，想要建立起這樣的醫病關係，那些設有各診療科別、隨時人滿爲患的大醫院並不適合建立起那樣的關係，反倒是存在於住家附近小型的診所適合。

想必大家都有過在大型醫院就診的經驗，等候兩、三個小時好不容易終於輪到自己時，與醫師交談不到幾分鐘又被請離了診間。不僅沒有充裕的時間詳細說明自己的症狀，更沒有多餘的時間陳述過去的病史。甚至有些患者企圖詳述時，隨即被滿臉不悅的醫師打斷話題。在這樣的狀況下，患者根本不可能與醫師建立起任何關係。結果，不過是時間、金錢上的虛擲而已。

因此，我想要提醒大家，請找到一個可以諮詢身體任何不適的「家庭醫師」或「我的專屬醫師」。

有時工作忙碌、季節變化、天氣不穩定，我也會出現身體不適的症狀，時而喉嚨痛、時而微熱、時而頭痛，遇到這種情況，我就會去到住家附近的診所看診。由於每回都是由同一位醫師看診，醫師很快掌握了解我究竟何時較容易出現不適、身體哪個部位較虛弱、哪一種藥物對我較有效、而哪一種藥物又不適用。

幾年持續下來，彼此也有了某程度的交情，有時醫師也會關心地詢問：「最近好像比較常來看診啊」或「有半年沒看見您了，最近好像比較瘦了啊」。由於熟悉，患者也會較不設防吐露心聲，忍不住說東說西，而在那些細微瑣碎的談話中，往往也潛藏著重要的醫療診斷資訊。

與住家附近的「我的專屬醫師」建立起良好的醫病關係後，遇到病情惡化時也可以請診所醫師寫轉診單轉往大醫院。如此的作法，才是與醫院、醫師的正確往來關係，同時也不致浪費大家的寶貴時間。

轉診到大醫院後，仍應與自己的家庭醫師保持聯繫。尤其是年長者，除了罹患轉診大醫院治療的疾病外，通常還有其他的各種小毛病，也或許還在持續服用不同種類的藥物，此時，仍需要對自己體質或病例較熟悉了解的「專屬醫師」之協助與諮詢。

14 代代開業的診所醫師是最佳選擇

那麼，該如何選擇自己的「專屬醫師」呢？

一般來說，住家附近的診所醫師多半會是臨床經驗豐富的醫師，不過當然也有少部分的醫師並非如此。我不推薦年紀輕且資歷淺的醫師，而診所網站或診所未揭示明確資歷的醫師，我也不推薦。另外，開業不久的新診所也不適宜。

不過，最近有愈來愈多在大醫院行醫多年的醫師，或教學醫院的專業醫師團隊投入診所開業，這類的診所規模雖小，專業技術或水準卻不輸任何大醫院。而且有些診所醫師熱心吸取最新的醫療資訊知識，雖是開業不久的新診所卻也醫術精湛。

我個人最推薦的是，代代在當地開業的診所醫師。由於早已深根當地，與患者的關係自然密切，也許患者的祖父母就在這裡看診，也或許患者的父母親也在這裡看診，因此彼此的關係是建立在世代上的。

基於這樣的交情，醫師也擁有種種的醫療情報，例如那個家族的女性較易罹患某種疾患、這家的父子其實是屬於相似體質，或是某某某自妻子過世後目前是一個人獨居的狀態，對醫師來說這些資訊都是難能可貴的診斷參考資料。

而如此深厚的醫病關係，也非是一朝一夕所促成，而是長年累月。

我妻子的娘家，就是京橋（東京）代代開業的診所醫師，對當地居民來說宛如他們的家庭醫師，有時甚至已超越了醫病的關係。

在過去診所醫師會出診看病，醫師會要求患者的小孩過來幫忙拿看診包，因爲當時醫師的社會地位高，所以當醫師有此要求時患者也不敢多說什麼。不過，醫師與患者的孩子一同前往出診的路上，醫師多半會趁機教育孩子們。孩子們也因此多了與他人相處的機會，並透過醫師的教導，學習到禮貌或規矩。

過去的診所醫師不僅是醫療患者，也與患者的全家建立起信賴關係。遺憾的是隨著大家庭的崩解、逐漸轉型爲核心家庭後，出診的習慣也式微了。

醫師與患者間，若能超越診斷或治療的框架，建立起不再是僅止於「醫」的關係時，那麼在這個親子、兄弟姊妹、鄰居、同事……各種人際關係逐漸瓦解的現代社會，醫病間或許可以成爲另一種理想的關係，而那也可說是未來的嶄新醫療型態。

15 詳細記錄身體狀況的「健康手冊」

進入診間、坐在醫師的面前，有些患者難免緊張，於是瞬間血壓上升、心悸，甚至還有些患者自始至終都難以貼切地陳述自己的症狀。

與過去的診間裡醫師擁有至高無上權威、患者猶如渺小的存在相較起來，現在的醫病關係顯得平等多了。但有些醫師仍予人說不出的威嚴與壓迫感，最後導致患者根本不知該如何與醫師溝通。

若是平日經常去的住家小診所，醫師或許還會有耐心細細詢問，但要是鮮少去到的大醫院，周遭的陌生感總令人擔心會不會遺漏了什麼。而且，大醫院的看診時間頂多十分鐘左右，不僅如此，診間裡有時還擠進下個病患，實在令人無法暢所欲言。就連身爲醫師的我自己，有時也沒有自信能在那麼短的時間內告知對方理應掌握的訊息。

爲此，我從平時就會確實且詳細記錄下關於自己身體狀態的「健康手冊」。在日本，衛生所或醫療機關單位皆可免費索取到「健康手冊」的小冊子，可以記錄下身高、體重、血壓等的基本健康資訊，除此之外也可寫下預防接種的日期或種類等。隨著記錄，自己對自己身體的健康意識也會逐漸提升。

只要身體狀況不同於以往，何時出現何種異常？持續了多久？曾經服用何種藥物？這些都可以詳細記錄下來。另外，罹患不得不到大醫院掛診的疾病或受傷時，當時是去到哪家醫院？又由哪位醫師診治？接受了什麼治療處治？或服用了什麼藥物？諸如這些也是必須記錄項目，有時也可在冊子貼上檢查結果的數據單表等。

做過記錄與整理後，下回去到醫院面對醫師的詢問，也能清楚交代必要陳述的事項，就不會再感到慌張或緊張失措了。

再者，由於平日即有記錄身體狀況的習慣，身體出現微小變化時也能立刻察覺、做好疾病的預防。其實最了解自己身體狀況的不是醫師、也不是別人，而是自己，而「健康手冊」就是幫助自己了解自己的最佳管道。

16 醫師的「尚無法判別」，是一種誠實的態度

自從初診以來，已經做過無數的檢查，好不容易等到今天終於可以聽到診斷的結果，沒想到醫師的口中竟吐出這樣的一句話：「以目前的狀況，尚無法判別。」在鬆了一口氣的瞬間，對醫師也湧起了一股難以言喻的憤怒。

這樣的場景與心境並非特例，而是屢屢在診間上演。

如第一章所提，「尚無法釐清」或「尚無法判別」，就醫學的立場看來，其實是醫療人員面對未知的誠實態度。當然也有些醫師逞強地非得說出個道理，但身為醫師面對醫學與人體的浩瀚，理所當然存在著自己所不知道的部分，縱使是再努力鑽研、孜孜不倦學習亦然。或是說，愈是優秀醫師愈能切身了解自己所擁有的知識再淵博，終究還是會遭遇瓶頸。

但是，幾乎所有的患者都期望醫師能爲他們徹底解決身體所有的問題，也因爲那樣

期待，患者才會來到醫院掛號看診。其中又以慕名前來大醫院看病的患者，對醫師的期待更是熾熱且強烈。所以當醫師說出「我實在還看不出個所以然」時，與其說是失望，更像是「被醫師背叛似的」。

因而每回看診，聽到醫師說出「尚無法判別」，就會像再度燃起怒火或猶如陷入絕望的低潮，有時看病反而惹得身心更加不適。其實患者本身也應有所認知，醫學的領域尚還存在著醫師不知且未知的病理。反倒是某病名必然有某種特定不適症狀的這種邏輯觀念，才應該令人擔心且不解。我個人覺得與其「誤診」，「尚無法判別」反而是更負責的態度。

醫師並非萬能，自己的身體也不應該全然交託給醫師，自己所能掌握理解的部分就應該由自己負責。何時容易出現身體不適？又該如何預防或緩和呢？什麼樣的不適在什麼樣的處治後可以得到舒緩？關於這些，應該是自己最清楚明白，而無須仰賴他人。

除了去到醫院或診所尋求治療外，針灸、按摩、指壓等也是得以善加利用的選項。例如膝蓋不舒服時，施以針灸治療可以緩和疼痛感；腰扭傷無法挺直腰背時，脊椎矯治療法則是有效的療法。尤其是長年不癒的舊疾，針灸、中醫、瑜伽等的傳統療法，或是脊椎矯治療法、芳香療法等輔佐替代療法更能紓解不適。

有許多問題是醫師也無法判定的，也有許多問題是去到醫院也無法解決的，因此基於這樣的大前提，每位患者更應該爲自己的健康負起守護的責任。

17 尋求第三意見

既然醫師也有其極限，那麼僅依賴某一位醫師，其實是不妥的。尤其事關診斷、事關該施以何種治療、事關動手術等重大決定時，還是應該聽取多位醫師的建議。

所謂「second opinion」，意指除了負責的主治醫師之外再聽取另一名醫師的意見。然而我覺得應該再更進一步，也就是「尋求第三意見」，應該要聽取主治醫師以外的兩名醫師之意見。

就患者的立場來說，「尋求第二意見」已是不簡單的事了，若要再「尋求第三意見」談何容易。也有人認爲尋求主治醫師以外的醫師之意見，是否會讓主治醫師感覺不舒服、或醫病關係就此崩壞。

面對尋求第二、第三意見，醫師的看法又是如何呢？坦白說是因人而異的，有的醫師很爽快且願意協助介紹患者轉院或轉診，也有的醫師認爲尋求其他意見是患者對自己專業的不尊重。不過，對於自己的工作充滿自信且誠實正直的醫師，通常都會協助患者尋求其他意見。

患者們也無需擔心尋求多方意見，是否會讓醫師難堪？畢竟身爲醫師自然不可拒絕患者的要求，面臨難以診斷的局面時，尋求其他醫師之意見本就是醫師應盡的義務。

醫師也是人，既有充滿自信的時候，當然也有失去信心的時候，因此，既有醫師對於其他同業的醫師抱持虛心尊敬的態度，也有的醫師對其他醫師是充滿忌妒的，這些都是人之常情。理解這樣的前提後，患者其實也無須擔心醫師的情緒問題，爲了自己的身體，遇到不懂、遇到想要更了解時，更應該積極詢問。在醫病關係中，患者們也應該保持著照顧自己的身體是自己的責任之強烈意識。

那麼，爲何我支持的不是「尋求第二意見」，而是「尋求第三意見」呢？其實理由很簡單。當兩位醫師的意見分歧時，常會造成患者難以取捨。此時若有第三位醫師的意見，則可能演變爲二比一的局面，畢竟不可能三人的意見皆一致，也不可能三人的意見皆不同。但如果增加至四或五位醫師的意見，則會導致意見更加分歧、難以抉擇。但有些患者在「尋求第三意見」後，卻仍無法接受或心安，於是又有了第四位醫師、第五位醫師……最後演變成猶如「逛醫院」般。

避免流於尋求第四、第五意見的原因有二，一、尋求主治醫師以外的醫師之意見，並不是免費的，有時候甚至無法提供健保給付；二、對醫師來說，諮詢醫療意見也是需要時間與體力以了解患者所提供的資料、診視患者的狀況，並不是面談後即能獲得答案。

此外，也有的患者乾脆捨棄主治醫師，反而在尋求第二意見時轉而改換為第二位醫師。這樣的做法也不適當，應該以「第一意見」為優先，「第二意見」、「第三意見」則為參考之用。歸納所有的意見後再與主治醫師一同討論、直到彼此都認同為止，才是最正確的作法。

18 「患者握有選擇權」的醫療陷阱

過去的年代，患者對醫師所說的一切簡直猶如聖旨，無不安靜聆聽且虛心受教。若患者對醫師的意見稍有微詞、稍有不解，或是只要流露出一絲的猶豫，高高在上的醫師也不會再理會患者了。

然而，如今卻截然不同。

就如前面所提的「尋求第三意見」，現在的患者已可以從多位醫師的意見中選擇他所希望的治療，再加上電視或雜誌或網路等管道，資訊情報的取得容易，所以無論在醫師或醫院或治療法的選擇上，患者其實擁有繁如星的選項。透過那些管道，患者們之間甚至得以交換訊息，就連醫師的處方藥物資訊也可以輕鬆查詢取得。

對患者來說，選項增多的確是好事。不過，所有的選擇權都交給患者，眞的是最好的結果嗎？我個人是持保留的態度。

追根究柢，我認爲把醫療的選擇權歸給患者，對患者來說是很殘酷的事。在眾多的治療法中，每種治療法都有其優缺點，而哪一種又最適合自己目前的症狀？透過這種治療法又需要多久的時間才能康復？儘管醫師會予以說明，但患者要完全理解並做出決定，其實是複雜且難解的事。

再者，獲得的資訊情報愈多，人也愈容易困在其中。就好像在毫無專業知識背景的人們面前放了幾張圖卡，然後突然告知他們必須從這裡面選出正確的答案，每個人肯定無不茫然且不知所措。

我自己也當過病患，在心臟手術前主治醫師突然詢問我：「您想要以幫浦擴張血管呢？還是使用人工心肺？」面對這樣的問題，身爲患者的我實在很難冷靜做出判斷。曾是心臟外科醫師的我都已是如此了，那其他無醫療背景的患者面對這些決定時，又該如何是好。

也許是媒體喜好炒作醫療糾紛事件的緣故，許多醫院或醫師都害怕發生醫療糾紛，如果能推說「那是患者自己決定的」，對施予醫療的這方也得以規避應負起的責任。也因此，愈來愈多的醫師願意把選擇權交給患者。

我認爲，將來的醫療體制會愈來愈朝向服務產業發展，患者的選擇自由度也會愈來愈寬廣。那麼屆時遇到責任歸屬的問題時，又該如何釐清呢？眼見著醫療的發展現況，我不免憂心了起來。

19 醫療的本質就是在折磨患者

最近因爲自己身體的種種不適，去到醫院看診才發現，原來患者的地位已經高過醫師了啊。

除了醫療體系的服務業化外，有些醫院開始設置豪華單人病房，或是推行著重於食材等的飲食療法，甚至有些醫院引進了五星級飯店的待客管理模式。就連過去從未將醫療視爲一種服務的醫院，近年來也紛紛開始意識到「親切」或「殷勤」。

重視、尊重患者，固然是好事。但若流於企圖討患者的歡心，有時對患者來說卻不是好事。例如近來出現了前所未見的「猛獸型患者」，不時對醫師或護理人員提出不合理的要求，嚴重時甚至口出惡言或訴諸暴力。

爲何會出現那樣的患者，其中的原因之一當然是醫療過度服務業化所致。在過分的討好或吹捧之下，難免在患者心中植下龐大的誤解。

醫療本身，就帶有讓患者受苦的本質。有時甚至必須讓患者強忍著身體或心理上的苦痛，才得以持續既有的治療。既要忍受服用難吃的苦藥，還要忍耐手術的折磨，康復之路並非平坦，即使是術後的復健也是痛苦。所謂的醫療，本來就是讓患者痛苦的。那是爲了減輕症狀痛苦所必須先付出的代價，醫療本身絕不是安逸、輕鬆的。儘管如此，目前的醫療體制卻企圖以表面的服務與和善隱藏住本質的痛苦，難怪患者稍感不舒服、不適就流於憤怒或遷怒醫護人員。

我認爲，醫師應該在患者面前扮演相當於「父親」的角色。既然心存著爲患者著想，就應該在鼓勵患者面對治療時嚴厲以對，待走過治療的難關後再與患者同樂。

也許有人聽聞至此，以爲我不過是個古板且食古不化的醫師，那也無妨。因爲無論時代如何變遷，醫療的本質是不會改變的。與疾病的這場搏鬥，對醫師來說、對患者來說，需要具備的絕不是半途而廢的熱情而已。

20 記得「醫師也是凡人」

許多人以爲醫師既知曉人體的浩瀚，也經常必須面臨患者的死亡，看多了生老病死，應該對生死抱持著不同於凡人的哲學觀吧。其實，那只是一種錯覺罷了。

因爲，醫師也不過是個凡人。

許多人以爲醫師既然理解病理，又怎麼可能會患病呢？坦白說，也因爲如此有許多醫師反而更不注意自己的身體，有時甚至被病魔纏身還不自知，或害怕罹病而始終不願面對自己的病狀。當然，醫師也害怕死亡，一如每個人一樣。

身爲醫師、醫學者的我想像著若有一天被宣告罹患「癌症」，也許也會與大家一樣驚慌失措。要是癌症末期，更可能瀕臨絕望。究竟自己會以什麼樣的心情面對癌症，坦白說我也無法確知，不過絕不可能是平靜以對。

身爲醫師的我們，其實最不想被問到「生命是什麼？」「死亡又是什麼？」這些牽涉到人類根源的疑問，我實在無以回答如此巨大問題。我對於死亡的認知，恐怕也與每個人無所差異。

我今年已八十五歲，親眼目送多位親人、同事、同學的離世。然而，我卻仍還無法想像自己的死亡。由於無法想像，只得以漠然的態度看待自己的死亡，因此我的行事曆裡還記錄下好幾年後的行程。

身為醫師，雖長年來看盡他人的「死亡」，但回歸到身為一個人而不得不面對自己的「死亡」時，那又是截然不同的，甚至可能無法正面以對。

然而患者中又以年長者對醫師懷有某種特別的期待，認為既然是醫師肯定能為自己解答那些無法理解、也想不透的事，或認為既然是醫術精湛的醫師肯定能瞬間解決自己不舒服的症狀。

事實上，醫師除了擁有較豐富的醫學知識外，不過就是個普通人。醫師自己也有無法妥善顧及之處，也經常在事過境遷後才懊惱不已。因此，面對醫師時應該捨去過多的期待，與醫院或醫師保持正確且適當的距離。

21 何謂「具有人品的醫師」？

我並非要求每位醫師都兼具人品，而是愈優秀的名醫更應該具備人品。在日本，基本上只要成績優異，任何人都可進入大學的醫學系就讀，進而成爲醫師。然而在西藏，若非善良人品者，即使再聰明也無法成爲醫師。但他們究竟如何選擇出具有美好人品的人作爲醫師呢？

一問才知道，原來是與宗教有所關連。在西藏，孩子從小即被送進密宗的寺院，從日日的修行或鍛鍊中得以觀察孩子們的素質，然後找出性格平穩與知性兼具的人才，使其走上學醫之路。雖近年來西藏也成立了醫學學校，但自古傳承的標準仍不變。

古今中外，愈是深入宗教的人，對人或人生也有更深入的理解。人爲何活著？又應該如何活著？有著深厚宗教信仰的人往往可以爲人們解答關於生存意義的龐大問題，並且懷著慈悲心待人。我曾多次造訪西藏，西藏醫學的醫師給我的感覺正是如此。

西藏醫學認爲，疾病是源自三種的無知與三種的體液。也就是說，當循環於人體的三種體液失去均衡，使得「貪、嗔、癡」三種無知現形時，或是三種無知擾亂了體液的均衡時，人就會生病。爲了保持身體健康，最重要的是拂去無明、斷絕煩惱、維持精神上的穩定。西藏醫學認爲，「健康」等同於「善行」。

在西藏醫學界，醫師被視爲「知悉一切的人」，他們願意爲病患犧牲自我、全力以赴，隨著行醫救人，醫師自己也等於行善、積功德。所以，德高望重的醫師與佛無異，可以免除世世輪迴的痛苦。於是在這樣的體系下，被醫療的一方與施予醫療的一方共同架構出了醫德的磨練。

近來，日本的醫學教育爲了革新過去過度偏重筆試的教育模式，也開始試圖著重在面試、或提攜其他領域的社會人士得以進入醫學系就讀。這些努力最後會導致什麼樣的結果，尚無法得知。不過不論身處在哪個時代，身爲醫師絕對應該懷有「想拯救眼前苦痛的人們」、「希望幫助他人」那樣極度單純的善心。

第三章
幾乎所有的疾病都是無名病

就算是名醫，就算是新藥，
如果患者沒有了自然治癒力，
也等於欲振乏力。

22 必須區別「診斷」與「治療」

醫院究竟是提供什麼協助的地方？一旦生病或受傷時，許多人第一個念頭就是去到醫院，對某些人來說，醫院更像是避難所。幾乎所有的患者去到醫院，首先便是迫不及待告訴醫師自己的不舒服，然後期望醫師診視患部、診斷出病名，再予以治療。診斷與治療，對大多數的人來說是一體且一樣的。

然而其實不然，在醫院透過問診或檢查以診察出病狀或病名的「診斷」，與基於診斷提供醫治或緩和症狀的「治療」，應該是區分開來的。除非患者來到醫院時已失去意識，否則一般來說，爲獲得優質的醫療、也爲與醫療維持正常的關係，「診斷」與「治療」是必須有所區隔。

爲什麼呢？因爲患者可以自行判斷該把多少的自己交給醫師，而哪些部分又是該由自己負責。若把「診斷」與「治療」混爲一談，原本不需要醫師的部分，也會全權交給醫師了。

就如本書一開頭所說的，最佳的生活態度是不要依賴醫師。可以自己做到的部分，就由自己關照自己的健康，盡可能地自己照顧自己。至於該如何做到，本章中會詳細解釋。

首先，基本的「診斷」，當然必須全權交給醫師。關於診斷，仍舊必須仰賴專業醫療人士，況且是攸關生命的事。我也曾聽說，原本在醫院的診斷下應該是「糖尿病」或「癌症」的患者，卻在民間療法延宕治療下，錯失治療的黃金期而致死的案例。

至於「治療」，則不應該全權交給醫院處理。無論醫學如何進步，仍不該是全然由醫療技術醫治人類。得以醫治身體的，僅有每個人天生具備的「自然治癒力」。換言之，治療在於患者自己。

因此，爲了提升自然治癒力，應該盡其所能地利用醫院以外的方法，並不一定要仰賴醫師的治療。既可以擅用合乎體質的中藥，針灸治療也對於高齡者的關節疾病或皮膚疾病有緩和的效果。這類的治療可以與醫院的「診斷」同步進行，當然也可以在治療後再回到醫院診斷治療後的效果。

另外，憂鬱症或過敏等較難痊癒的疾病，則可考慮採用順勢療法（Homeopathy）。所謂的順勢療法是約兩百年前由德國醫師哈納門（Dr. Samuel Hahnemann，西元一七五五～一八四三年）予以體系化的醫療，利用採自植物或礦物的藥物。

此乃WHO（世界衛生組織）所認同的治療法，也廣泛運用在歐洲各地。然而在日本，卻因不具備醫師執照者在錯誤的認知下，還對患者提供治療而釀成大問題。不過近年來，既是醫師也兼具正確順勢療法概念者逐漸增加中。如有需要採行順勢治療時，還是應該去到專門的醫院或診所接受治療。

23 在醫師勸誘下所進行的不必要檢查

所謂的「檢查倦怠」，指的是爲了查出病名，而讓患者接受無以數計的檢查，最後使得患者變得更加疲憊不堪。

在過去，尚未有那麼多的檢查項目，而如今只要是想像得到的都可以檢查。尤其是近來的醫師深怕「看漏」，更是極盡所能地備齊各種檢查數據，因而也造就出許多缺乏檢查數據即難以做出診斷的醫師。

再者，日本的醫療健保制度是個人負擔三成的醫療費（七十歲以上則僅需負擔一成），在此情況下患者根本不可能拒絕醫師要求的檢查。儘管那些檢查也許還包含著不必要的檢查，但既不會傷及自己的錢包，患者也誤以爲檢查的項目愈多愈能清楚了解病名。因此，只要醫師提出要求，即連忙做檢查。

爲此，有些患者出現了「檢查倦怠」，因爲繁複的檢查過程讓患者身心俱疲，尤其是年長者。其中又以內視鏡檢查或血管造影檢查等，對身體的負擔較大；而ＭＲＩ（核磁共振斷層攝影）由於帶有強力的磁場，可能對心臟造成影響。再者，一次的ＣＴ（電腦斷層攝影）即可能釋放出相當程度的輻射量。儘管如此，醫師卻還是動不動就要求病患進行這些多少具有危險性的檢查。

許多人因爲醫師的「爲愼重起見」，於是就抱持著「也無傷大雅」的心態做了檢查，最後結果通常是「毫無異常」。

至於爲何醫院方面頻頻希望患者做檢查呢？其中的原因之一就是，這些檢查儀器都非常昂貴。例如先前提到的ＣＴ（電腦斷層攝影）儀器，據說一台要價數億日圓，現在日本約有一萬兩千台（西元二〇〇八年時）。擁有率堪稱是先進國之冠，也就是說每一百萬人口可使用的台數是九十七台（該年），位居第二位的美國則是相當約四十台左右（西元二〇一一年）。由此看來，日本擁有的台數非常可觀。當然，ＭＲＩ（核磁共振斷層攝影）儀器也是不遑多讓。

既然醫院如此大手筆購入檢查儀器，自然也就會不斷勸誘患者進行檢查。當初我因糖尿病住院時，也做過相當多的檢查，其中甚至有些連我都不知所以的檢查。我遂逐一詢問主治醫師其必要性，只要醫師說不出所以然的檢查，我一概拒絕接受檢查。因爲，我實在無法忍受「愼重起見」這樣曖昧的理由。

這些檢查對患者的生理或心理，或多或少都會造成負擔。因此千萬不要有所顧慮，患者應該事前確認了解、並主動詢問醫師檢查的目的與其必要性。在美國，醫療單位與消費者團體甚至聯手推行了「減少不必要的檢查」之活動，然而在日本卻仍還不見如此的省思。

24 不要受基準值所擺佈

人們很容易就會受到「數字」的影響，原本不以爲意的，一旦透過數字呈現隨即變得在意了。其中又以檢查的數據，最能彰顯人類對數字的敏感。

大部分的檢查結果都是「數值」，例如一般的健康檢查中，與肝功能相關的是γ-GTP，與慢性疾病相關的是LDL低密度膽固醇、中性脂肪、血糖等，不少患者的心情都會隨著這些數值的高低而起伏擺盪。

但是，各位有無想過判定「高」或「低」的基準值又是什麼？

雖然在統計學中，基準值不該與平均值混爲一談，然而醫療檢查的基準值，不過就是被視爲健康者的數十萬人之平均值罷了。我在第一章也提過，每個人的身體狀況各自不同，當然足以代表身體機能的數字也不可能有所謂的基準值。有些人可能會偏高些，也有些人或許偏低些。極端來說，「平均」僅存在於統計學，至於是否存在現實中則不得而知了。

依據基準值對照自己的數值，卻必須從「正常」或「異常」中做出二選一的判斷，想來實在匪夷所思。僅是不符合基準值，卻決定了自己的「健康」或「疾病」與否，感覺也似乎有些不夠周全。

一旦檢查數值被視爲異常、被判斷爲「疾病」時，患者難免感到沮喪，因此，有些醫師會浮誇檢查的結果以取信患者。例如面對糖化血紅素（ＪＤＳ）百分之六．八的患者，也許會陷入「健康標準值是百分之六．二未滿，而百分之六．九才被歸類爲『異常』，那麼該如何告知」的微妙情緒中。坦白而言，遇到這樣的情況，其實大多數的醫師都會認爲「判斷爲疾病，對患者來說較好」。

可是，以百分之〇．一的差距作爲「正常」或「異常」的判斷，其實就是一種不可思議。

因此，許多人在檢查前爲了讓數據落在標準值內而拚命節制飲食，但檢查結束後又回歸既有的飲食生活習慣。如文章開頭所提，人類對「數字」是相當敏感的，只要是數據化的東西都深信不疑。因此，人們費盡心思想讓與人體有關的一切，都得以透過數字呈現。

然而就維持健康而言，並不是在於數字，而是要靠自己努力感受到那些不能予以數據化的日常微小變化。不過若是數據明顯出現異常，又另當別論，應該即刻改變生活作息，有時也得配合醫師的治療改善。

25 放任卻痊癒的疾病其實很多

「生病了，若不到醫院就診則不可能痊癒」，這樣的觀念究竟正確與否？其實不到醫院就診卻意外痊癒的疾病，實在非常的多。最典型的病例就是「感冒」，排除嚴重到併發肺炎等併發症的病例，一般說來，只要保持身體的溫暖、多吃些易消化的食物、多休息，大約兩、三天即能恢復。

然而，許多人僅是感冒的程度，即到醫院掛號看診。其實外出會遭到風寒，還可能不慎吸入流行性感冒等病毒，去到醫院僅是讓症狀更加惡化罷了。而醫師開立的處方也多半是抗生素、退燒藥劑或維他命等，這些是原本就不需要服用的藥物。

人具備自然治癒力，發燒是因免疫系統的啓動，咳嗽或喉嚨痛是因身體對抗感冒時的自然生理反應。除非體溫高達四十度以上，才需要服用退燒藥物，否則三十九度以下都應順其自然，不然藥物會抑制了拚命努力運作的自然治癒力。

除了感冒之外，其他的疾病也是，有時過度的治療反而削減了人體的自然治癒力。但若是盲腸炎或肺炎等急性疾病，以及需要緊急處理的外傷，則非得仰賴醫院不可了。至於慢性疾病，過度仰賴醫院的治療，則不可能出現戲劇性的痊癒。

就我的立場似乎不該如此直言，但綜觀現今的醫療（近代西醫），得以完全治癒的疾病其實少之又少。許多醫院也無計可施的疾病，多是予以止痛劑或消炎藥以緩和症狀，也就是說只能施以對症療法，卻無法根治疾病。

在我自身罹患各種疾病卻還能健朗地活到八十五歲，更不由得感佩人天生擁有的自然治癒力之神奇。無論是任何名醫，也無論是任何新藥，若缺乏了患者的自然治癒力，則一切都歸零了。

一個人是否能從疾病中再康復起來、是否得以健朗地走到人生盡頭，醫療固然占據了極重要的地位，不過追根究柢，還是取決於個人是否得以在不過度依賴醫院或醫師的情況下，鍛鍊出自身的自然治癒力。

26 不明原因的身體不適是極尋常的事

也許是自己擁有身高一百七十八公分、體重最重時八十五公斤的壯碩體格，在工作量最大的三十歲至四十多歲期間，我仍不曾因過勞而身體不適。教學醫院的醫療勤務工作，其實是相當耗費體力的，由於採輪班制，一週回家休息一天已算是輕鬆。有時甚至無法休息，每天都是行程緊湊的看診與手術。

當時同事們還給我取了「猛牛」、「推土機」的綽號，可見那時的我有多麼精力充沛。但如今回想起來，不禁驚嘆自己怎能忍受那樣的生活。

但是，那樣的我在六十歲過後竟也漸漸感受到身體的不適。開始先後出現動脈硬化或糖尿病的前兆，終於不能再像年輕時任性地揮霍身體了。而年過八十後，不適症狀與日俱增。每回出席學會等之後，也許是緊繃感終於卸除，常在好不容易可以放鬆之際染上感冒，或是天候不佳時也會引來頭痛或發燒等。

年輕時，也許是天生體質耐勞耐操，總以爲生活就應該全力以赴或保持最佳狀態。然而，事實上並非如此。人的身體狀況，其實是搖擺不定的，不可能時時保持在最佳狀態。多數的人總難免有時感到哪裡不舒服，但即使有些不適，仍還可以保持平常心過日子，不憂慮不掛心，那才是最貼近身而爲人的眞實狀況。

有時看診或檢查仍找不出病因，但患者總是不斷抱怨種種的不舒服症狀，多半的抱怨都是「覺得全身疲倦無力」、「這裡痛那裡痛的」、「經常頭痛」。這些患者又以對自己身體變化極度敏感的女性居多，稍有些不舒服即擔心難眠，不得不前往醫院掛號。因而，有些醫師甚至大膽推斷「女性患者中有九成的患者是屬於神經質性病痛（general malaise）」。

但既然身體已經那麼不舒服了，卻被醫師指稱是「神經質」或「太過敏感」時，想必患者也有種被冒犯的感覺。於是近年來，對於這類無法捉摸的症狀，醫師多冠以「更年期症候群」、「自律神經失調症候群」、「憂鬱症」等病名。不過儘管有了病名，卻不代表就能改善症狀。畢竟得以冠上病名的身體不適症，僅是多如繁星的眾多疾病中的一小部分罷了。

還有更多的身體不適症，即使去到醫院做過種種精密檢查，依舊找不到病因或病名。找不到原因，醫院方面當然僅能予以緩和不適症狀的治療，卻無法消除症狀。因此，自己如何處理安撫自己的不適，也是非常重要的關鍵。

27 醫院最不擅長處理的部分

其實找不到病名的身體不適症，大多數是源於身體整體的失衡。也不是身體某特定器官發生病變，而是壓力、氣候的變化、讓身體必須承受負擔的生活習慣等眾因素交錯後，身體整體出現了循環不佳，或賴以生存的能量逐漸衰弱。不適症狀也因人而異，有時是以「頭痛」、「發燒」、「皮膚疾患」等形式出現在自己最虛弱或最容易出問題的部位。

通常藥物僅能抑制其中的某一症狀，卻無法根治解決問題。或是，這個症狀雖消失了，卻改以其他的症狀、其他的樣貌出現。

現今的醫療善於縝密診視各別的器官，卻也流於太過著重細部而忽略了身體整體。換句話說，醫院最不擅長處理的部分，其實就是如何均衡診視身體整體。因此，莫名又說不清楚的身體不適，一旦被醫師視爲「神經質性病痛」，患者得到的答案可能是「目前尚不能斷定什麼，待症狀惡化時再到醫院來吧！」因爲既然不擅長，再多談也是枉然。

那麼既是醫院也無法處理的狀況，我們又該如何調整身體整體的均衡，讓自己得以恢復健康呢？

就我個人的經驗，也是因切身明白現今的醫療（近代西醫）有其侷限，才開始研究古今中外的各種醫療與醫學。多數的患者認爲日本醫院的醫療堪稱世界一流，其實並不然。在技術方面，日本固然相當卓越，然而發展不過百餘年的現今醫學來到已傳承數百年、甚至數千年的傳統醫學面前時，傳統醫學更顯露出深不可見底的博大。在所謂「發展中國家」的當地醫療，由於資源不足，反倒衍生出具有深厚智慧的醫學知識，讓身爲醫師的我，在親自接觸到各地的醫療與醫學後，無不再度開了見識。

撇開科學理論的數據或人體圖，眞實的人體其實是包羅萬象且難以捉摸。中醫是以陰陽五行的概念運用在人體，第二章所提的西藏醫學則是配合地、水、火、風、空的五元概念，印度阿育吠陀則是稱爲「panchabhuta」的五元素。認識這些後，我才知道自己身爲醫師，對醫療的視野卻是如此狹隘。也因爲見識過那些博大精深的傳統醫療，更不得不承認現在的醫療在檢視身體整體的均衡上，實在太過偏頗。

相較之下，傳統醫療或替代醫療等對於身體整體的均衡與否上的確是相當周詳。例如我受益良多的針灸，就是考量到全身整體均衡的醫療。中醫認爲「氣」行經的通路即是「經絡」，「經穴」遍布在經絡行經的全身各處，透過針灸刺激經穴，可幫助氣血循環。

刺激膝下的「足三里」、足踝內側的「三陰交」之經穴，可以促進全身血液循環、提升免疫力。當然，腿部還有其他許多重要的經穴，因此堪稱是人的「第二心臟」。另外，耳朵上也有許多可以緩和疼痛、調整自律神經的經穴。與醫院常見的胃痛醫胃、腰痛治腰的觀念截然不同，這些傳統醫學認爲所謂的治療並不侷限在身體的某部位，而是整體息息相關。

並不存在全能、可以解決一切的萬能醫學，意識到各醫學領域的擅長與不擅長，即能靈巧區分以妥善利用。

28 與壓力共處

說什麼「抽菸不好」、「喝酒不好」、「攝取砂糖不好」，其實對身體最有害的是壓力。爲何有些人可以無病無痛安詳往生，就是因爲懂得釋放壓力。我雖從不做自己難以苟同的事，原以爲如此一來壓力會少些，但隨著日積月累終究還是累積了壓力。順利時可以輕鬆放下，不順時只能任由壓力拖垮了身體。

關於如何與壓力共處，我妻子便是我最佳的榜樣。

就我看來，妻子的人生其實是充滿壓力的。她身爲醫師又是研究細菌學的專家，儘管前途一片看好，最後卻選擇作爲我的妻子、退居家庭全力支持我。而我經常埋首於工作幾乎很少回家，她也從未抱怨，一人獨自把三個小孩教育成人，還協助我管理學會或照顧學生們。想必她的生活比我更感到忙碌與壓力，可是在記憶中她卻不曾愁眉苦臉，總是笑容滿面。

妻子說與壓力共處的最佳方法就是與其嬉戲。像面對調皮的小狗，想要趕跑牠，讓牠不要追著你，有時是得想盡辦法躲起來不讓牠找到的。怎麼也避不開時，只得爬上屋頂俯視底下的一切，讓自己置身事物外思考。最後，就會發現那些讓自己煩惱、壓力的事也變得有趣多了。

或是遇到憤怒事時，也不要立刻宣洩情緒，「先睡一覺再說吧」，無論那天過得如何，睡前也要回想今天發生的有趣事。試著尋找生活的小幸福，反而意外能減輕壓力。或是把不滿寫在筆記本上，寫完後也會舒坦多，那些不如意也就不會掛在心上了。

妻子長年以來，就是靠著這些方法與壓力共處。她非常健康，雖然體格有些豐腴，但走起路來卻完全不輸二十多歲的年輕人，既無大病，八十歲的肌膚、頭髮仍顯光潤。我非常篤信，妻子保持健康與光采的關鍵就在於懂得釋放壓力。

不過我實在沒有勇氣去問妻子，當她真的對我生氣時，是不是曾偷偷對著我的禿頭後腦勺扮鬼臉。不過，想必一定有過吧。

與過去相較，現今的日本社會缺乏人情味，再加上人際關係的疏離，身處在今的人們當然更容易感受到壓力，也更不易釋放壓力。既缺乏了可以相互傾訴發洩不滿的機會，生活型態的多樣化，也更造成彼此的難以理解。

壓力愈多的社會，人們罹患疾病的機率也愈高。要解決疾病，就得從萬病之源的壓力、也就是製造出壓力的社會著手。而這樣的觀點，也是今後醫學所應該致力努力的方向。

29 盡可能不要拿藥

若醫師告訴患者：「不吃藥也無妨」，想必患者總覺得看了病怎能不吃藥。也就是說，比起不開藥的醫師，開藥的醫師是令人感覺安心且熱心的醫師。

對患者來說，身體如此不舒服去到醫院，理所應當拿到藥物才是。但是，患者們眞的會按時服用完醫院開出的藥物嗎？這則是我身爲醫師對患者的疑慮。

醫院處方的藥物（西藥）中，多數屬於暫時抑制症狀的對症治療，無法根本解決疾病，僅止於緩和減輕疼痛、止咳、抑制發炎等症狀。因此，「不舒服，吃藥就會好了」的觀念，其實是相當危險的。

西藥，終究是人工化學物質，一般來說比起天然成分的藥物，作用更強。也因而許多消炎藥或止痛劑等必須與胃藥一併服用，換言之也代表那些藥物會造成胃的負擔。若在身體虛弱的情況下服用過多，的確有可能造成胃炎。

服用西藥的結果往往是服用一種藥物時，爲了抑制藥物產生的副作用，而必須再服用另一種藥物，最後導致身體又出現另一種的影響或症狀，如此環環相扣、沒有盡頭。

對罹患慢性疾病的患者來說，控制病情的藥物當然是不可少。但儘管如此，我的基本原則，還是以「不服用藥物爲上策」。就我自己的就診經驗，是絕不多拿不必要的藥物，即使醫師給予了額外的藥物，也堅持不用。這個部分，對一般患者來說如何判定必要與不必要，的確有些困難。但大多數人在看病的心態上，其實都抱持著必須服用醫師給的藥物之義務感。

而且事實上，就算不便拒絕醫師處方的藥物，仍可與醫師討論改換其他類型的藥物。例如近年來醫院也積極納入中藥藥方，我就盡可能服用中藥。舉例來說，由於我必須服用糖尿病的藥物，爲了緩和口渴與腿浮腫的現象，則服「五苓散」；另外妻子胃腸不舒服時，爲了促進自律神經的正常運作則服用「補中益氣湯」，或是覺得雙腳冰冷疼痛時則採「牛車腎氣丸」。

除了中藥外，近來也多了萃取自天然成分的藥劑。在此就列舉幾種已證實具有療效的天然藥品，例如針對高血壓疾病的補給酵素輔酶Q10（Coenzyme Q10）、治療失智症的銀杏葉、緩和常發於六十歲以上男性的攝護腺肥大的鋸棕櫚（Serenoa repens）、預防好發於女性的膀胱炎的蔓越莓。

再者，近來我特別關注的是某種菇菌類成分的「槐耳」，在日本是爲「健康食品」，然而在中國卻是自古以來的珍貴中藥藥材，早已記錄在一千五百年前的中國醫書上。每回感冒、備感壓力或身體虛弱時，我就服用槐耳所製成的藥丸。

不過雖說取自天然，仍還是帶有副作用，有些甚至與人工合成藥物同樣具有強烈的藥效，因此，服用前還是要先徵詢專家之意見。

30 避免服用「不得戒斷的藥物」

服用醫師所處方的藥物後，若症狀得以緩和，的確可喜可賀。畢竟身體的病痛是很難熬的，既讓人坐立難安，吃到任何食物也不覺得美味。因此，如果藥物能讓自己舒服些，在如此病痛的狀態下，任誰也都會不計後果地服用。

不過，仔細想想「即效」這件事，其實是很駭人的。既能對身體的病痛產生強烈的作用，那麼副作用也一樣強大，對身體也會造成同樣的負擔。許多患者在服藥後，既有的痛苦難耐症狀瞬間緩和消失，卻也漸漸對藥物產生依賴。

這類型的藥物中，首推類固醇類藥物。所謂的「類固醇」，原是位於腎臟上方的副腎自行合成的荷爾蒙激素。副腎包含外側的「皮質」與內側的「髓質」，類固醇是來自皮質，故又稱「副腎皮質荷爾蒙」。此荷爾蒙激素是體內不可或缺的物質，從動物實驗可知，摘去副腎後的動物約一至兩週就會死亡。

而化學合成製成副腎皮質類固醇藥物（以下稱類固醇藥），宛如體內所分泌的類固醇（糖皮質酮）。這種藥物具有極強的抗消炎與免疫抑制作用，常用於膠原病、類風濕性關節炎、哮喘、濕疹等多項疾病。由於效果極佳，可以抑制症狀，許多醫師常會開出此藥。

醫師當然希望聽到看診後的患者感激地說：「好多了。」而不是抱怨地說：「老是好不了！」基於這樣的心態，不免就選用了類固醇藥物。

一般來說，服用類固醇藥物的原則是起初大量服用，待病情穩定後再逐漸減少藥量。不過，隨著減藥，卻可能出現強烈的疲倦或倦怠感。但若不減藥而長期服用，大腦則不再指令副腎製造分泌荷爾蒙激素，最後導致副腎皮質萎縮。

而若是驟然停藥，則會出現「水腫」或「高燒」等症狀，嚴重時甚至出現血壓過低而休克死亡之病例。類固醇更會對體內的細胞（有核細胞）產生作用，影響代謝系統、神經系統、循環器官、消化器官等組織，進而引發糖尿病、高脂血症、骨質疏鬆等副作用。

類固醇藥物的副作用，會因人而異，所以並不是所有的人都會出現相同的症狀。就這個結論來說，也說明了類固醇藥物其實是一種不易捉摸的藥物。

另外，許多數據報告顯示，「第二類型糖尿病」是類固醇藥物副作用所引發的糖尿病。同時，類固醇藥物也會造成既有的糖尿病惡化，因爲類固醇藥物會影響糖的代謝，使用類固醇藥物期間，更應該同時監控血糖值等數據，並控制熱量之攝取，有時還必須施打胰島素。

我也是糖尿病患者，服用類固醇藥物時常造成生活上的不便。例如早晚必須測量血糖值，且必須因應數值施打胰島素。尤其是外食時更是辛苦，既不方便測量數值，雖身邊同是醫師的妻子可以幫我施打針劑，苦尋不到隱密的地方又是一麻煩。而且，一旦開始服用後，對身體的影響也逐一浮現，爲了抑制副作用，又得增加服用其他藥物。

除了類固醇藥物之外，還有許多這類「立即見效」的駭人藥物。患者難免懷有藥物發揮療效即是醫師醫術精湛的錯誤觀念，基於此，醫師更是勸誘患者服用立即見效的藥物。特別罹患慢性疾病而需要長期服用藥物時，更不得不謹愼，最好與醫師討論，選擇對身體負擔最低且得以長期服用的藥物。

31 爲減少藥量而該做的事

總而言之，藥物可減則減，不服用也無妨的就不要服用。

首先，應該與醫師討論藥物取捨的優先順序，了解目前哪些藥物是必須服用的，哪些不服用也不會造成不良影響。從多種的處方藥物中，篩選出最低限度必須服用的藥物。

由於醫師處方的中藥（醫療用中藥）也適用於健保給付，若情況允許的話，也不妨置換爲中藥。西藥難以改善的症狀，有時可藉由中藥緩和治療。更有許多病例指出，在開膛剖肚的「開腹式手術」後，身體復原狀況不如預期時，中藥可以有效恢復體力。例如食欲不振或胃下垂的不適症狀，可以服用「六君子湯」或「補中益氣湯」；體力虛弱時則可服用「補中益氣湯」或「十全大補湯」。近年來，中藥也廣泛使用於緩和癌症患者的症狀，即使在歐美，中藥的使用率也有急速成長的趨勢。

一般人認爲「中藥無副作用，是安全的」，其實也並非全然如此。既然是藥，當然也有副作用。以西元一九九〇年代的病例爲例，雖以中藥治療肝臟疾病，最後竟導致患者的死亡。或是其他病例也發現，中藥與其他藥物一併服用時可能引發肝臟功能障礙、肺炎、膀胱炎等副作用。

因此，服用前應與醫師討論與其他藥物搭配服用的可能性、以及副作用。最近，日本女性尤其熱衷中藥漢方，但必須理解治療不能單靠中藥，中藥僅是在補足西藥的不足。

此外，中藥有不同的分類，在日本厚生勞動省所許可的「醫藥品」中，包含了醫師處方的「醫療用中藥」，以及無處方箋即可在藥局購買的「一般用中藥」。除此之外，市面上也出現私人進口卻未經官方許可的中藥。所以服用時，還是應該選擇官方許可的醫療用或一般用之中藥。

關於中藥方面，在日本醫師的用藥知識尚顯不足。近來，終於有部分大學的醫學系開始教授中藥醫學概要，但儘管如此，在培育可以依據中醫醫學原則處方中藥的醫師方面，仍未受到日本醫學教育界的極度重視。

論到底，中藥仍非絕對安全，這是在認識中藥之前應該具備的基本常識。那麼，什麼才是安全的呢？這個問題很難一言論之，不過比起化學的或合成的，自然天然的仍較爲安全。

舉例來說，我在心臟手術後，曾在醫院接受了迷迭香、薰衣草等精油調和上荷荷巴油與杏仁油等的精油按摩。透過精油按摩，緩和了術後常見的腹脹、食欲不振，以及麻醉後身體沉重感等症狀。

我妻子也與我有過類似的經驗。我們一同前往義大利旅行時，妻子全身起了嚴重的過敏症狀，不得已只好服用日本帶去的類固醇藥物。但是症狀卻反覆不斷，最後不得不求診米蘭的醫師。那醫師僅指示「一天一次泡溫水十分鐘」與「穿著棉質衣物」，然後附上一小瓶藥浴用的泡澡劑，完全沒有開列任何藥物。我們依循醫師的指示，最後妻子的皮膚像是曬傷後漸漸剝落，過敏也痊癒了。

類似這樣的例子，實在太多了。但現在的醫學往往以「沒有科學的根據」之理由，而輕易予以否決，實在是非常可惜遺憾的事。我雖也身爲科學學者的一員，但我個人認爲所謂的「科學」，對待尚無法證明的事物更應該保持虛心、眞誠的態度，那才是眞正的科學。

第四章

爲能自己關照自己所應該做的事

所謂的身體，
其實是不安且不穩定的，
放任他人而不自己負責，
會往疾病那一方靠攏。

32 既然犯太歲就去健康檢查吧

日本也有所謂的「犯太歲」，男性是二十五歲、四十二歲、六十一歲，女性則屬十九歲、三十三歲、三十七歲，在這些歲數的前後也應小心謹慎。雖然沒有確實的數據統計，究竟犯太歲時是否特別容易遭來厄運，不過以醫師的觀點來說，無分男女在犯太歲的四十歲前後，最好是做一次定期健檢或全身健康檢查。

無論是男性或女性，邁入此階段，體質開始出現明顯的變化。由於已經來到對身體無法再任性而爲的年紀，藉此機會，也讓人們得以學習養成平時傾聽身體聲音的習慣。

提到年過四十的健康檢查，每個人首先想到的應該是癌症篩檢吧。不過，一個篩檢檢查並不能針對所有的癌症。所謂的「癌」，其種類有近百種，檢查方法也各不相同，全部一一檢查，根本是不可能的事。癌症檢查，從免費的健保給付到個人給付的極精密檢查皆有，不過最基本的應有以下的五種癌症檢查。

分別是「胃癌」、「肺癌」、「大腸癌」，以及女性的「乳癌」、男性的「攝護腺癌」，只要是年過四十的人，最好都要做檢查。在日本的健保給付檢查項目中，「攝護腺癌」以外的四項通常都列入癌症檢查。

至於自費的健康檢查，又以以下的幾種檢查最爲人所知。首先是稱之爲「血清腫瘤標記」（Tumor Marker）的檢查。通常癌細胞發生時，血液或尿液裡的蛋白質、酵素、荷爾蒙等特定物質會增多，這些特定物質稱爲「血清腫瘤標記」，也是檢視有無癌細胞的重要指標之一。

現今的醫療技術儘管已發現三十種以上的血清腫瘤標記，不過在此檢查階段仍還不能確定是爲癌症，只能運用在「癌症治療的效果測定」或「復發的預測」等。但是，血清腫瘤標記中與攝護腺癌相關的「PSA」，卻有助於早期發現、早期治療。

與血清腫瘤標記不相上下的則是「PET檢查」（正子造影檢查），雖也廣泛使用於癌症檢查上，但仍還稱不上可以有效發現癌症。此檢查方法與其說是用於癌症的發現，反倒更常用於了解既有腫瘤的大略性質、或檢查有無轉移復發的可能。再者，考量到一次檢查的費用高達約十萬日圓左右、以及其準確度，這類的癌症檢查似乎也沒有檢查之必要性了。而且檢查所使用的「FDG」藥劑也會釋放出放射線，坦白說，並非每個人都必要去做這樣的檢查。

整體說來，醫療界已從過去的「疾病的治療」轉移接軌到「疾病的預防」，於是也衍生出各種嶄新的檢查方法。如果醫療的目的是基於「疾病的預防」，我個人也非常期待技術上的突破。其中我最關注的是「遺傳基因檢查」。由於每個人都有其獨特的遺傳基因，透過檢查診斷可以了解許多過去醫學所無法釐清的部分。當然過去的醫學學者們也企圖解析遺傳基因，但「遺傳基因檢查」卻是更具劃時代性，而且可以眞實呈現遺傳基因的狀態。

遺傳基因，具有從出生直到死亡「不變的部分」、以及隨生活環境或年齡而時時刻刻「不斷改變的部分」。調查研究前者的是「SNP」，調查研究後者的是「發現」，而「遺傳基因檢查」就是檢查基因中「不斷改變的部分」。

無論是胰臟癌或大腸癌等各種癌症，透過「遺傳基因檢查」的數值，可以找到與某種癌症相關的遺傳基因正在引起如何的突發異變、或是影響細胞活性度的遺傳基因正起了多大的作用。

一般的檢查之目的在於盡早發現癌症，然而「遺傳基因檢查」卻是期待在癌症發生前即發現其徵兆。就預防的觀點，的確是極具劃時代的技術。在過去，「遺傳基因檢查」仍處於紙上談兵的階段，但如今日本全國的六十三所醫院皆提供這樣的檢查。

我也曾接受過「遺傳基因檢查」，當時檢測出與大腸癌相關的ＥＧＦＰ遺傳基因起了突發異變，依據數據判斷「容易罹患大腸癌」。影響遺傳基因的不僅限於血緣遺傳，生活習慣也會影響遺傳基因的狀態，因此，如能避免易罹患大腸癌的高膽固醇飲食或肥胖，在改善生活習慣後還是可以降低罹患的風險。

也由於透過「遺傳基因檢查」，我開始注意自己的生活習慣，此後三年至今，仍沒有發生大腸癌。

若此項醫學技術繼續精進發展，在不久的未來肯定會從「疾病的早期發現」演變形成「疾病的預知」，也就是說人們得以肉眼看到自己「未病」狀態的時代即將到來。

若進步到那樣的程度，那麼世界上既沒有病人，也不需要醫師或醫院了。對醫師來說不再被病人需要，難免落寞，但如果世界上得以少了為疾病所苦的人，我當然還是衷心盼望發展實踐。而那也是醫學應該朝向發展的目標。

最後我想再追加說明的是，身體健康檢查一年一次即足矣，而且盡可能在自己平常就診的醫院進行檢查，讓醫師得以看到完整的檢查報告，較放心且安全。

33 預先知道自己的「未病」

身體狀況是飄忽不定的，所以並無所謂的「身體完全健康」的狀態。也就是，大多數的人都是「半健康」與「半病人」，既有身體頗佳的時候，當然也有不怎麼舒服的時候；既有稍微發燒的情況，當然也有身體倦怠的情況。而這些都是極爲尋常的事。

然而，許多人追求「完美的健康」，一旦不能如此時便自怨自艾。以爲去到更有名的醫院，就能得到「完美的健康」，所以一心盼望讓最有名的名醫看診、拿到最好的藥、得到最好的治療……對醫療的追求無止無盡。

坦白而言，「完美的健康」不過是一種想像，因爲那樣的狀態一開始即不存在，包含我在內的所有人，每個人都是「半健康」與「半病人」，大家都應該謹記才是。

在中醫的領域有所謂的「未病」，一如字面，是指「尚未演變成疾病前的狀態」。

不能說是生病，但卻確實朝向生病的方向前進，故稱爲「未病」。

我覺得「未病」，非常貼切表現出人的身體狀況。「未病」與「健康」是不同的，然而在檢查數據或西醫的診斷上，「未病」卻形同「健康」，兩者皆「無異常」。也就是說，「未病」是醫院難以掌握、極微妙的狀態。

但是在醫院的醫療（西醫）領域，若能發現「無異常」是一種「未病」，對避開重大疾病而得以免受疾病之苦來說，卻是極重要的技術。透過「未病」，可以幫助每個人掌握、理解自己與疾病的距離之遠近。而與疾病的距離，其實是可以經由日常觀察而體會。

以頭痛爲例，若日常時時關照自己，其實可以掌握到痛到什麼程度是在「未病」，而到達什麼程度又是在「生病」。如此一來，便可以讓自己盡可能處在「未病」。

所謂的人體，其實是充滿不安的，放任他人看管而不顧，身體會往疾病那一方靠攏。也不要追求永遠不可能到手的虛幻「健康」，而應該學會如何與這種不安的狀態和平共存。如此一來，既不需勤跑醫院或看醫師，也得以安靜無事度過晚年。

34 留意「體重」、「頭痛」、「麻痺」

掌握自己的「未病」，理解自己與生病的距離，其實是有方法的，在此就列舉幾個關鍵的指標。平時留意關照自己的身體狀況時，若發現以下所舉出的異常變化，最好立刻前往醫院尋求醫師的看診。

第一是急速的體重下降。飲食的攝取量一如往常，但一個月內卻比原來的體重少掉一成時，就得小心留意了。此現象常見癌症初期或甲狀腺疾病，但也不要妄自猜臆想像，應即刻前往醫院檢查。

其次是頭痛。雖說是頭痛，其實也可能事關氣候、眼睛疲勞、感冒的初期症狀等，有時稍微休息或服用市售的藥物即能平復。然而也有極爲駭人的頭痛，那就是預兆大腦或神經異常的頭痛。尤其是劇烈的後部頭痛，有可能是蛛網膜下腔出血的前兆，若自行處置都是相當危險的。若服用了市售頭痛藥卻還是無法平復的頭痛，甚至愈發嚴重或斷斷續續時，最好還是前往醫院就診。

最後則是手腳的麻痺。若是血液循環不佳而造成的麻痺，其實無須憂心，那些現象都是暫時性的。若出現在身體的右側或左側的某一單側時，或是僅出現在手或嘴時，則可能是腦神經系疾病，最好盡快前往醫院檢查。

「急速的體重下降」、「頭痛」、「手腳麻痺」，都是疾病的基本前兆，請務必留心關照自己。

雖說期許自己能不依賴醫院或醫師，但若感覺身體狀況已超出「未病」，還是應該即刻前往就醫。我提倡的「不依賴醫師的生活態度」，是「盡可能不依賴醫師」，並非「絕不看醫師」或「自己解決自己所有的病痛」。

近來，許多人不信任醫院醫療或醫師，即使症狀再嚴重也不願前往就醫，有時甚至一味信任民間療法，而錯過治療的黃金期，更糟時還因而喪失性命。

所以基本上，「未病」時由自己關照，「生病」時就應該把自己交給醫院。平時若能關照自己的「未病」狀態，就算就醫了，也能以最低限度的醫療解除疾病的危機。若拖延直到情況嚴重時才急奔醫院，無論是檢查或治療都需要耗費更漫長的時間。

35 找到適合自己的「健康陪伴者」

雖說與「未病」和平共存，但想必有些人會覺得單獨面對，有種不踏實的感覺。若是這樣的話，不妨尋找到自己信賴的「陪伴者」，一同關照自己的身體狀況。例如我的「健康陪伴者」之一，就是「針灸」。

長年來看顧我的中醫師，非常了解我的體質、性格，以及何時身體容易出現不適、什麼又會誘發壓力等的枝微末節。所以當身體不適時，只要針對耳朵穴道施針，身體也能漸漸舒坦。有了這樣強而有力的陪伴者，即使身體不舒服時，心理上也不再覺得苦悶。

我的妻子也選擇「針灸」作爲她的「陪伴者」。前陣子她搭乘新幹線，也許是吹到冷氣的關係，腳踝竟痛到無法站立。我們即刻前往針灸，約施了四十至五十針，翌日即完全康復。我與妻子皆爲此驚訝不已。

雖然我們夫妻選擇的是針灸，但每個人期待的「陪伴者」都不盡相同。針灸、中醫、瑜伽等傳統醫學，或是脊椎矯治療法、芳香療法等的輔佐替代療法，都是不錯的選擇。總之就是尋找到適合自己體質與性格的療法，並選擇值得信賴的治療師。

與所謂的名醫相同，中醫或治療師也有所謂的高明與不高明。在日本，「按摩指壓師」、「針灸師」、「柔道整骨師」等也需要通過國家考試，取得國家認證資格後才能為患者治療。不過事實上仍存在著漏洞，即使無認證、無資格，仍有人掛牌營業治療。

近來脊椎矯治療法、整骨、反射療法、芳香療法、氣功等也相當流行，由於未有國家資格認證的配套措施，選擇時更應該小心謹慎。

仔細想想，隨意讓別人觸碰自己的身體，其實是相當危險的事，例如服用對方開出的藥方、讓針灸等異物刺穿肌膚、用力碰觸到穴道或關節等人體的極脆弱部位，若對方非真正值得信賴的人，其實後果有時是不堪設想的。然而出乎意外的是，許多人卻輕易且無防備地把自己的身體交託給他人，也形同於把自己的性命寄放在他人手裡，實在是相當可怕的事。

自從十多年前開始，我即針對針灸師、按摩指壓師、柔道整骨師，以及瑜伽或脊椎矯治療法的治療師，希望建立起健全的日本統合醫療學會之認證制度，可惜的是欲整體達到一定的水準，畢竟還有一段漫長的路。

也因此選擇適合自己的「健康陪伴者」時，更應該謹慎。例如可以詢問熟知的人、或透過口耳相傳的口碑，在開始治療前也應該彼此相互溝通了解。治療途中如遇狀況惡化，也應該即刻前往醫院檢查。

36 只有自己最清楚自己的「生病跡象」

與我從醫的西元一九五〇年代相較，科學技術著實有著驚人的進步。當時那些技術不過是夢想中的夢想，沒想到如今卻相繼實用化。經過半個世紀以來，我親眼目睹了科技的發展與奇蹟。

但是就算科學如此發達的今日，仍還是無法解開人體這個超精密機器的組織結構。爲何心臟可以連續跳動近達百年？人體又是如何運作？人體的謎團依舊多如山般。儘管轉眼已來到可以將人類送往火星的時代，我們最貼近的人體卻依然充滿著謎。

在日日的生活中，我經常感動於人體竟是如此精細。而隨著年歲增長，不得不開始留意關照身體的各種微小變化後，更是感慨至深。些許的不適就可能遍及全身，相反的，身體整體的不均衡也會導致些許的不適，而這些又會影響到情緒或集中專注力等的心理層面，更不得不讓人益發感覺人體就是一部超精密的儀器。

舉例來說，在無特別感到疲倦時，若在爬樓梯或爬坡時出現了上氣不接下氣的喘息，我就把它當作身體發出的訊號。氣息較喘的日子，盡量縮短外出的時間，不爲難自己，午休的時間也延長些。若是喘息超過三天以上，則前往醫院檢查，又因自己之前曾動過心臟手術，還會請醫師仔細診視胸部。

關於如何與這個超精密儀器相處，打從年輕時期開始，我就覺得女性對身體比起男性更爲敏感與在乎。觀察妻子，我更是覺得她是個懂得如何與自己身體相處的高手。

妻子患有自體免疫疾病「修格蘭氏症候群」（Sjögren's syndrome），疲倦時會出現「眼乾口乾」或「關節疼痛」的症狀。爲預防症狀發生，她平時就服用攝取維生素B與維生素C，只要察覺到「生病的跡象」，立刻休息靜養。而且，她每日早餐後必服用蜂王乳，以維持身體狀態的穩定。蜂王乳是女王蜂所需的重要營養源，妻子自覺服用後「生病的跡象」有減少的趨勢。

她擅長感受「生病的跡象」。即使是感冒，在症狀出現前她即能敏感感受得到，隨即飲用「葛根湯」等以防患未然。所以在我的記憶中，妻子幾乎不曾感冒。但並不是任何人都懂得如何對待超精密機器，那是需要自己長時間貼近「機器」、感受體會其特徵乃至缺陷，才得清楚了解。至於醫師的專業知識與技術，則僅止於輔佐與支援上。

37 「最自然不過的事」卻可以預防疾病

自從理解到現今的醫療（西醫）有其極限，我就開始學習研究古今中外的醫學。除去外科的外傷治療不談，自古傳承的醫學中幾乎都著重在「預防」，而共通之處也都在提倡「飲食」、「休息」、「運動」的重要。

攝取營養均衡的飲食、擁有良好的睡眠、適度地活動身體，看似是沒什麼的平凡事，卻是傳承了數百年、數千年的醫學之所以歷久不墜的原因，絕不容小覷，其中更還潛藏著許多值得學習的生活智慧。

根據美國哈佛大學的調查，百分之六十八的致死癌症是生活習慣所致。此外，日本國立癌症研究中心依據WHO（世界衛生組織）或世界癌症研究基金會的「預防癌症方針」所製作的「日本人專用癌症預防法」中，在提醒預防癌症的要項中皆是與生活習慣有關的「抽菸」、「飲酒」、「飲食」、「運動」、「姿勢」等。

我也切身感受到，健康之道就在於「飲食」、「休息」、「運動」。以我個人為例，就是因為每日確實做到這三件事，才得以依然健康過生活。三者皆不可缺，幾乎即能預防所有的疾病了。

舉例來說，我在「飲食」方面，早中晚盡量以魚類與蔬菜為主。早餐有妻子做的根莖類蔬菜湯，午餐以輕食為佳，午後的點心則選擇糖分較少的水果或薯類等。平時的飲食全權交給妻子，但偶爾我也親自下廚做當季蔬菜的天婦羅。妻子戲稱那是「國王料理」，自己親手動手做的料理果然最為美味。不過，選用的油必須是不易酸化的，因此我採用的是可油炸的橄欖油。

關於「飲食」，還有應留意的，那就是盡可能每日攝取發酵食品。近來醫學界發現腸道也是司長免疫系統的器官，發酵食品則可幫助提升腸道功能。我與妻子每天早餐都會吃酸奶，並淋上「萬田酵素」的發酵食品取代果醬，比起甜膩的果醬，其所含有的糖分較少、也較適合患有糖尿病的我。發酵食品多帶些特殊的味道，最好選擇自己可以接受的，並盡可能每日攝取。

「休息」則可以依據自己身體的狀況有所調整。例如覺得今天似乎不太舒服，那午休時間就延長些。每日的睡眠時間約八小時左右爲佳。至於「運動」，來到這個年紀實在不可能像年輕時又打橄欖球又划船的，不過我還是每天盡可能步行。年輕時就喜歡旅行的我，現在也會隨著好奇心去到不曾去過的市街散步探險。因學會等公務得出差各地時，也會在工作之餘帶著妻子到該地的名勝古蹟走走。因爲對未知的事物好奇，腳也不忍歇息了。否則，也可以利用慢步機或慢跑專用跑道，每天步行固定的距離。不過，若步行或運動的同時能兼顧知性的刺激，對健康來說更有加分的效果。

所謂「醫食同源」，也就是說「治療疾病」也好、「飲食攝取」也好，最終的目的都在養命，而我則再加入了「休息」與「運動」，期待能綜合三者回歸到「醫」的原點。「醫」在過度追求最先進的科學之過程中，其核心已經偏離了最重要的「人」，日後的醫療應該重新建立起當初那最簡單且平凡不過的「醫」。

38 飲食限制也無法阻擋對「吃」的熱愛

生於昭和三年（西元一九二八年）的我，經歷了「糧食短缺的時代」，因而什麼都愛吃、無時無刻不想著要吃飽。也許幼時至學生時代飽嚐了那種飢餓感，現在對飲食也無特別講究，而且凡是盤裡的食物必吃個精光，否則難安心。

但來到這個年歲，不能再像年輕時大口吃肉，或是毫無節制地攝取高熱量食物。在我步入六十歲、退休之後，在妻子的協助下也慢慢改變了飲食習慣。如前面所提的，大致餐餐以魚類或蔬菜爲主，也攝取豆腐等的植物性蛋白質，並選用不易酸化的油。

從年輕時開始，妻子與我就愛吃。我們去過世界各地旅行，每到異地必體驗當地的各種料理。在挪威吃過黑色的豬血排，在異鄉的朋友家中享用過復活節料理，在芝加哥品嚐了超大塊的牛排。妻子每回必詳細記錄如材料、料理的方式、裝盤的方式、味道或氣味等，若是在餐廳享用時還會記下價錢。她的食量其實很小，如果我們點的是套餐，通常來到湯時她就吃不下了。但令人驚訝的是，她對「美食」的興趣卻依然不減。

患有糖尿病的我，隨著年歲增長，在飲食上也不免有所限制，肉也不行、酒也不行、糖分也要克制、也不能攝取過量鹽分……對愛吃、享受吃的人來說，眞是痛苦難耐，感覺除了痛苦再也無樂趣可言。就連我最喜歡的巧克力也被妻子沒收了，實在是悲哀。

不過，飲食雖受到限制，還是可以以其他形式享受「吃」的樂趣。像妻子那樣記錄有關料理或美食，就是一種樂趣；或是自己不能吃，那就做給別人吃吧。我現在偶爾還會下廚做天婦羅，因爲小學同學家是天婦羅店，他爸爸教過我做天婦羅的訣竅，從此以後就成了我最拿手的料理。其中又以炸海苔炸得最香脆好吃，就算自己不能吃太多，光做也覺得有趣。沒有耐心自己動手做的人，不防就欣賞別人做菜吧，從中也許又會發現意想不到的樂趣。

飲食雖會隨著個人的人生階段而有所改變，但卻不能對「吃」失去興趣。最令人擔心的是來到這個年紀，看到什麼也不覺得好吃，僅是漠然地塞入口中。對一切失去了好奇與興趣，才是人生最悲慘的事啊。

39 選擇可以堅持下去的「節制」

引爲話題的各種健康法中，從輕鬆愉快的到痛苦難耐的都有，但是究竟有多少人可以持續下去呢？既然種種的健康法如此層出不窮，也說明了大多數的人其實是無法堅持下去的。

無論是任何的健康法，若不能持續數年或數十年，是看不到任何成效。就算是再有效的方法，若中斷停止，也形同回到最初還未實行的原點。但是，一味堅持毫不人道的健康法，也非妥當。我是個決定後就會堅持到底的人，如今回想起來，當時的確曾經採用了極偏門的健康法。

那是稱爲「繩文飲食」的食療法，一如名稱，就是回歸到繩文時代的飲食習慣。繩文時代的人們以胡桃或橡果爲主食，副食則是魚類或貝類，幾乎不吃穀物。由於是仿效模擬當時的飲食，故減少了米等的碳水化合物之攝取，而以堅果或海鮮類爲主，而且可以吃任何的點心，也可以喝酒。一聽到可以喝酒，愛酒的我立刻決定執行此健康法。

雖說是「繩文飲食」療法，但其實還是應該攝取少量的碳水化合物。但爲了徹底執行，我竟然一年內都不吃米飯、麵包或麵條等。結果，體重下降了五、六公斤，糖尿病相關的糖化血紅素值雖也下降了，但醫師卻感覺到我有些氣喘。爲愼重起見還照了X光，發現兩肺竟有三千CC的積水。當然，立刻被要求住院，從循環器官檢查到消化器官，卻依然查不出病因，最後只得抽掉肺積水。

近年來經常可見「只要○○就能瘦身」的聳動宣傳語。人們一聽到只要做這個、其他都不需要了，既然這麼輕鬆愉快，何必需要什麼勞師動眾的健康法。但是這種只要○○就能如何如何的方法，其實都是極端的偏門，且有害無益。尤其是認眞持續執行後，恐怕還會造成嚴重的後果。

雖說健康需要自律自戒，但節制還應在不至於勉強的範圍內。過度且嚴苛的節制，還不如什麼都不節制來得好。因此，最好是簡單且如生活習慣般得以持續下去的節制，如「充足的步行」。

「節制」這個詞彙聽來冷酷無情，所以更要選擇是自己可以持續下去的。我不曾開過車、也沒有車，因爲醫師最怕的是自己發生交通事故而無法再動刀，爲此我打定主意不自己開車。也幸虧如此，來到這樣的歲數還能健步如飛。除此之外，「細嚼慢嚥」也是個不錯的節制，我妻子規定自己每餐每口必須咀嚼五十次。

其實節制可以以「飲食」、「休息」、「運動」爲主軸，再發展出自己得以簡單且持續下去的形式。同時在執行節制之餘，也別忘了同住的家人，不要勉強家人的配合或造成家人心理上的負擔。

40 擁有可以把酒言歡的朋友

想必許多人都曾被醫師或家人要求戒酒，即使戒不掉，也會限制自己「晚酌一小杯啤酒」或「忍耐到週末喝紅酒」。的確，酒會引起糖尿病、高血壓、肝臟疾病、腦血管疾病。但話雖如此，愛喝酒的人可不是那麼容易就能戒酒。我曾經也是豪飲者，那種複雜的心情不用說也能體會。

許多人都是在三十歲至四十歲的工作最忙碌期間染上喝酒的習慣，而後漸漸有了癮頭，最後怎麼也戒不掉。我也是如此。我在三十多歲時擔任心臟外科醫師，每天得面對忙碌緊張的值班、看診或手術，三十九歲任職教授，四十歲開始進入人工心臟的研究領域。對每天忙於工作的我來說，喝酒成了一種娛樂與享受。再加上，我天生可能就是容易產生酒精分解酵素的體質，一般人如此豪飲後恐怕就要酒精中毒而送醫了，我卻都安然無事。

現在說來也不怕別人笑話了，我曾在赴佐渡島（新潟）任職時，與當時醫院裡稱爲酒豪的副院長比賽，我一人就喝掉約六．一公升，若換算成燒酒瓶約四十四瓶吧。因工作去到中國時，也與上海醫學界的酒豪對飲酒精含量高達百分之五十的茅台酒，結果我喝到第三瓶時，對方已舉手投降。

六十歲以前的我，簡直就是有酒就喝。然而身體卻是不會說謊的，儘管不見明顯的症狀，身體卻開始受不了。起初先是動脈硬化，最後還被診斷出糖尿病。從此一來，醫師或妻子就不斷告誡少喝酒，尤其不可喝啤酒、日本酒、紅酒等糖分高的酒類。不過滴酒不沾簡直要人命，看到近來韓風盛行，就連韓國的發酵酒也在日本大流行，我一度想嘗試看看，卻遭到醫師制止。

嗜酒者認爲「酒就是生存的意義」，如果連喝酒都被限制了，那人生還有什麼樂趣可言。其實我也愛喝酒，卻還不至於把酒當作生存的意義。也是因爲每天努力活著或爲生活打拚，酒喝起來才覺得美味啊。無論活到任何年紀，也是有那個願意一起舉杯共飲的朋友存在、那個得以一起並肩往前走的朋友存在，喝酒才顯得特別有味啊。

第五章

理解「疾病不可能治癒」

疾病幾乎不能完全「治癒」，能治癒了，只能當作「運氣較好」。

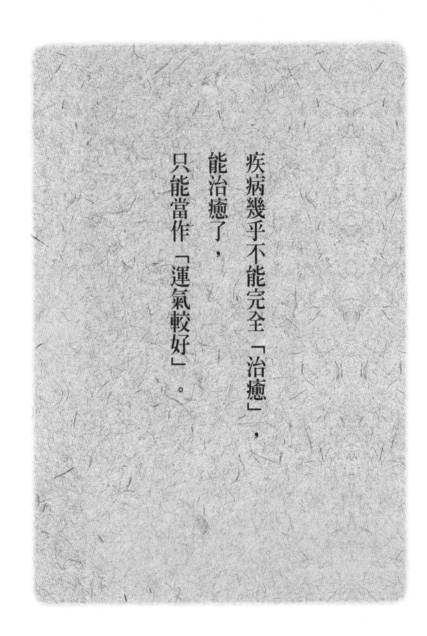

41 何謂「治癒疾病」？

所謂的「痊癒」，你是否曾經想過那是何種的狀態？

「痊癒」，包含著種種的含意。若通體舒暢的「快活感」或「徹底痊癒」皆是「治癒」，那麼「恢復」、「甚至比以前情況更好」應該也屬於「治癒」吧。當然，其中也受到患者本身如何看待目前現況之影響。因此，概括地討論「痊癒」，其實是毫無意義的。

例如，有些患者認爲儘管手術後仍無法徹底摘除癌細胞，但身體狀況良好、與癌症和平共存即是一種的「治癒」。或是，儘管檢查結果或數據仍顯示「異常」，身體卻未感到不適、依舊積極正常生活，難道就不能稱之爲「治癒」嗎？

再換個方式來說，就現代的醫療體制，疾病得以徹底「治癒」的病例實在少之又少，反而多數的情況是患者在症狀減緩中與疾病和平共處。隨著年歲增長，身體難免會出現或多或少的不舒服症狀，爲此有人被診斷冠上慢性疾病的病名。尤其這類伴隨高齡所衍生的疾病更難治癒，唯有一邊緩和病情、一邊學習如何與病共存。

也就是說，「治癒」疾病，幾乎是不可能的。

因此，抱怨或失落「爲何只有我的病無法治癒」，其實是無意義的。應該從「爲何只有我」的抱怨轉爲「理所應當」，努力保持某種程度上的健康。縱使稱不上是健朗，終究還能照常生活作息，如此即是「治癒」。

既然仍要活下去，不是更應該活出意義與幸福嗎？尤其是慢性疾病患者，與疾病共存的時間漫漫無期，抱持的態度更會進而影響到往後人生的品質。

事實上許多病例顯示，患者秉持著「康復了」、「治癒了」的正向思考時，病情也有好轉的跡象。所以「信念」的力量，是不容忽視的，有人稱之爲「安慰劑效應」。但是，並不被現代科學相信與重視，醫界常以「莫非只是安慰劑效應」的玩笑話敷衍帶過。

不過我個人認爲，應該更積極看待「安慰劑效應」所賦予的意義。信念、意念是足以改變身體的狀態，從許多眞實的案例皆可獲得印證。就過去以來始終偏重於「身體」的醫學界而言，所謂的「疾病」，究竟是「身體」、或是「心理」的作用，如今或許是該認眞思考的時刻了。

42

治癒是因爲幸運

如前述，大多數的疾病是不可能痊癒的，治癒了，其實是運氣好。若不想受疾病擺佈，生病後依舊得以擁有平穩的人生，就應該抱持那樣的心態看待疾病。儘管身爲醫師，我卻還是不得不老實說，去到醫院也不可能治癒疾病。

話雖如此，每個人還是去到醫院，就會期待醫師能讓自己脫離病痛，不再感到不適。爲何大家對於醫院或醫師懷有如此的期待呢？問題的背後其實牽涉複雜。不過我想最主要的原因還是在於傳播媒體。

傳播媒體本來就具有誇張之能事，近來的媒體更是甚囂塵上。無論任何事或任何人，凡是可以渲染的話題即一擁而上，而且僅著眼報導部分情況而非全貌。

舉例來說，研發出某種嶄新的治療法時，媒體則極盡地宣傳治療法的神奇之處，但若是備受期待的新藥出現副作用時，又立刻毫不留情地加以批判。由於媒體的手法極端，也造就了對醫院或醫師「過度信任」或「完全不信任」的結果，這樣的兩極往往得歸咎於媒體取材觀點之偏頗。

西元二〇一二年十二月，京都大學的山中伸彌教授因iPS細胞（誘導性多功能幹細胞）獲得諾貝爾醫學生理學獎，當時媒體的過當報導特別令我感觸至深。

無論是報紙或電視媒體，皆著眼渲染得彷彿iPS細胞得以立即運用在再生醫療上。當然就理論來說，iPS細胞與再生醫療息息相關。不過，此技術得以運用在器官移植以幫助病患，恐怕還需要龐大的時間與資金，換句話說直到實用化，少說得等上十多年的時間。媒體的報導卻無視於這些現實面，導致人們對於醫療產生不切實際的扭曲認知。

再回歸正題，現今的醫療究竟能爲患者做到何種地步？醫院又能爲患者做些什麼？患者能完全依賴醫師嗎？要如何正確看待這些問題，其實也不是件容易的事。

總而言之，如同前面不斷反覆的宗旨，每個人都應該負起自己照顧自己的責任，不可過分依賴醫院或醫師。並必須謹記兩件事，一是與疾病對抗的不該是醫療而應該是患者自身的自癒力；二是疾病本身不存在著痊癒。

43 老化這種「疾病」並無特效藥

腰腿無力，明明自己知道是年齡衰老的緣故，但被直言指出「老化」時任誰也會不服氣，這就是人的本性。

尤其無法坦然接受「老化」的人，總是懷疑是不是最近太忙導致身體不適？或是以爲自己罹患了什麼疾病？甚至爲此掛號看病，但其實自己也隱約知道那不是「生病」，而是「老化」。

那麼，該如何接納「老化」？說實在，是個困難的課題。

所謂的老化不外乎肌膚失去了光澤、長出了老人斑或疣、頭髮日漸稀疏、記憶力衰退、稍微小酌即有醉意、步伐蹣跚、視力模糊等。一旦年過四十，這些徵兆便逐一浮現於身體，也宣告了自己開始邁入老化。唯一的解決之道，就是承認並尋求與之共存同在的方法。

我也曾在穿著過去最愛的西裝時，發現手臂鬆軟的肌肉竟讓袖身顯得臃腫，才驚覺自己也上了年紀。與人聊天說話時，突然想不起某個固有名詞；或是以前自己明明辦得到的事，如今卻變得困難。遇到這些情況，有時的確很難以接受。若怕變得容易失憶，可以特別記錄下來、或尋求周遭年輕人的協助，仍還是有解決之道，並非已來到絕境。

我們的肉眼雖難以親眼目睹，但人的臟器的確會隨年齡而老化，最先老化的是心臟，其次是肺臟、肝臟、腎臟。以肝臟爲例，來到六十歲、七十歲時已喪失了二十歲時的半數以上之功能。因此檢查的數據當然會出現異常，那是老化所引發的功能低下，並非疾病。

最近，家人或朋友紛紛說我的面容比起過去慈祥多了，也不免讓我訝異過去的自己究竟有多麼嚴肅。再仔細端詳，果然是不太一樣。再看看牽手五十載以上的妻子，隨著歲月流逝，她的臉龐的確多了些皺紋少了些豐腴，但是，我總覺得比起年輕時看來卻更加柔和且優美。

醫療科技進步的現代，外觀上的老化已可以輕鬆簡單地消除。也許是這個緣故，反而造成愈多人拒絕接受原本理所應當的「老化」。我個人認爲，拒絕接受承認自身的「老化」，也等於眼睜睜捨棄了好不容易成熟完整的人生果實。

44 抗老化醫療無法造就幸福的往生

企圖抵抗老化，即容易在人生的過程中遺失了重要且珍貴的事物。

如前述，所謂的人生，各個階段皆有其適得其所的生存之道。無經歷卻有體力的二十歲、經歷與體力兼備的四十歲、體力漸衰而累積的經歷造就出富裕智慧的老年期，隨著各時期自己所擁有的，也會改變對生命的態度，進而從中體會日復一日的生活。

既有二十歲才得以完成的事，當然也有來到八十歲才能明瞭的事。隨著年歲增長終於看得清楚、終於得以樂在其中的事物，實在不勝枚舉，而這也是身而爲人必經的過程。

如今的醫療則儼然變成「抗老化」的全盛期，爲了抵抗老化，不惜美容整形除去皺紋或黑斑，或是注射荷爾蒙以求活力充沛，或是轉而企圖控制司長壽命或老化的遺傳基因，或是不斷攝取各種的營養補充維他命等。基於人人的渴望，醫療界也不斷開發研究遏止老化的方法。

無論是坊間、雜誌廣告、藥妝店的招牌、電視特輯等，處處可見抗老化話題。近來不僅是女性就連男性也熱衷於抗老化，看來不想變老是眾人共通不變的心願。

那麼，抗老化醫療眞的能爲人們帶來幸福嗎？我並不這麼認爲，反而會阻礙身而爲人

人生各階段應有的樣貌

人生中，自然會配合各個階段衍生出應有的生活態度，不該是始終保持「年輕時」的樣貌，而應該是自在怡然地順勢改變調整。不堪快步行走時，那就慢慢走；一個人無法辦到的事，那就拜託別人幫忙；變得健忘，那就記錄備忘。若僅是不斷地煩惱「過去可以，現在爲什麼無法」，則永遠不能坦然接受老化的現況。接受了，才能從其中體悟到人生另一種的況味。

然而，抗老化醫療的概念卻執著持續留在「年輕」，也就是說無論年歲如何增長，始終無法往前行。過去的人們懂得如何與自己的年齡相處，「人，是會老、會死」的觀念自然存在每個人的心中，那裡面包含了一種的不執著、以及隨遇而安的平靜老去。

那麼，人又該如何在所剩的生命中不逞強且健康地生活呢？追根究柢，就得仰賴

「健康老年醫療」。

相較於歐美體系的「抗老化醫療」，「健康老年醫療」則屬於東方體系的醫療觀。也就是不違抗自然，日日留意自己身體的狀況，在生活中慢慢步入平靜的晚年。期間當然可以配合上溫泉的浴療法或中藥等，藉以緩和身體出現的不適。在飲食上著重於養生，並配合類似瑜伽等的運動。所謂的「健康老年醫療」，是因人而異，一百個人中就可能有一百種不同的方法。

我相信這種醫療方式可以讓每個人健康地變老，不僅和緩了老化帶來的種種不適，並能擁抱年老走完人生，而那樣才是既充實且圓滿的終老。

45 腦是唯一得以保持年輕的器官

不想失智是許多人的期盼，儘管期盼卻還是不得不戒慎恐懼。於是稍微想不起某些事，就開始擔心自己是不是痴呆了。或是看到逐漸失智的朋友，內心其實也害怕自己變成那樣。

人，絕不可能突然罹患失智，而是在自己未察覺的情況下日漸嚴重。聽說近來六十多歲的失智患者有增加的趨勢，醫療科技的進步，已可以利用儀器以科學的方式解釋失智的現象與程度的深刻化。爲此，過去被認爲理所當然的「老化失智」，也有了「失智症」的病名。

大腦的老化，從四十歲開始發生，隨著年歲的增長，腦細胞的數目漸而減少，大腦整體出現萎縮。來到失智症的階段時，可從ＭＲＩ（核磁共振斷層掃描）的攝影中看到大腦呈現海綿狀的中空狀態。

如此看來，大腦的老化猶如是不可能遏止的，其實不然。儘管也關係到天生的基因問題，不過及早努力還是可以確保大腦的年輕。尤其是在看到本田宗一郎的大腦時，我更加篤信。

本田宗一郎是本田技研工業的創始者，他以汽車修理員起家，於三十九歲時設立了本田技術研究所，直到八十四歲去世前始終精力旺盛。本田宗一郎是個喜好玩樂、也愛喝酒的人，因此當我提出幫他做MRI時，他還害怕會拍出什麼可怕的症狀，因而再三推卻。

最後熬不過我的說服，掃描的結果竟發現他的大腦非常的年輕。掃描當時已年過六十，但腦細胞的排列猶如二十多歲的年輕人，幾乎無退化的現象，因而令人讚嘆不已。

人一旦年歲增長，即容易耽溺於慣常的事物，年輕時喜好挑戰難事，來到這個年紀時卻輕易退縮、不再尋求刺激與好奇。美其名是一種老練與沉穩，但也意味著大腦慢慢走向老化。反而像是本田宗一郎那樣喜好追逐新鮮事物、對世界始終保持好奇心的態度，對於大腦來說才是保持年輕最重要的關鍵。

46「頑固」、「不願傾聽」，皆是沒有動腦的證明

大腦與心臟或肝臟等其他臟器唯一的不同之處，就在於大腦擁有無限的可能。以心臟爲例，愈使用愈加疲勞，相較之下，腦則是愈使用愈靈活。因此，八十歲的心臟不可能如二十歲般年輕活力，然而八十歲的大腦卻有可能像二十歲的大腦。如此說來，人類的腦的確是非常了不起的器官啊。

換個角度來說，愈不使用大腦，大腦也會漸漸失去應有的功能，甚至忘記運作，於是引發失智。

有人常說「老人家尤其頑固」、又說「一旦上了年紀，就沒有耐心傾聽別人說話」，的確這樣的老人相當多。有些年輕時受盡婆婆傲慢無禮的媳婦，總算媳婦熬成婆時，反而也像婆婆當年那般霸道無禮。儘管看盡頑固老人的不是，也下定決心不想變成那樣，可悲的是隨著年歲衰老卻步入同樣的後塵，卻還不自知。

「頑固」、「不願傾聽」，其結論就是沒有在使用大腦，面對自己未知的領域、不熟悉且嶄新的事物，抱持著抗拒、不理睬的態度。對腦而言，經常給予刺激才能保持在最佳狀態。大腦碰撞到未知後產生的訝異或思考，即是避免大腦老化的重要關鍵。

然而，人們一旦年歲增長，卻不願敞開心胸接納自己所不知道的事物，總認為沒有更遠的未來，就算學習嶄新的知識也派不上用場。在這樣的負面思考下，更失去了面對生命的體力與氣力。一味地在意自己究竟還能活多久，當然也無法湧現想要挑戰或了解未知事物的期待。反而在日日挑戰新事物的過程中，卻能讓人將壽命長短的問題拋諸腦後。

我今年八十五歲，卻仍有數不盡期待挑戰的夢想。打從二十多歲開始就一邊工作一邊懷著「打造二十年後的未來」之希望，期間接觸研究過人工心臟、雷射治療、病歷電腦化等各種的嶄新醫療技術。即使現在，挑戰、接近夢想的氣力仍不見衰老。其實，懷抱夢想就是大腦最好的良藥，也是最好的維他命。

47 「癌症」不等於不幸

提到「癌症」，無不令人聞風喪膽，簡直把人逼到絕望的深淵。

幸而有各種的新型態療法孕育而生，讓「癌＝不治之症」的印象逐漸改觀。儘管如此，當被宣告罹患癌症時，對患者的衝擊強度卻依舊不變。工作、家庭、從此以後的生活該如何是好……種種不安的思緒困擾，頓時心情難以平復並更加沉重。

我未罹患過癌症，不過有時也會試想，萬一自己被告知是癌症時又會是怎樣的心情，恐怕也是難以坦然接受吧。那麼，我們如此恐懼驚慌的癌症，到底又是怎麼一回事呢？

有人說，癌症其實是「細胞的造反」。我們的身體是由一個受精卵源源不絕反覆的細胞分裂後，約增加到六十兆個細胞才形成。這約六十兆個細胞各別有染色體，染色體上有遺傳基因。這些基因會受到病毒、紫外線、致癌物質等的傷害或影響，但若「腫瘤抑制基因」或「DNA修復基因」發揮了功能，就不至於演變爲癌症。

而若無法發揮功能時，會增生出癌細胞，並且不斷繁殖。一般的細胞是有壽命的，相較起來癌細胞卻是無壽命、屬於半永久性的增殖。換句話說，癌細胞具有非常特殊的性質。現今的科學，僅能掌握到癌細胞是摧毀人體的兇手，再假以時日，或許有朝一日可以釐清癌細胞在生物進化上具有何重要的意義。

癌症是一種「突然異變」，人在受精卵的階段即不斷反覆細胞分裂，持續繁衍出具有同一遺傳因子的細胞，然而其中卻出現了不同、異變的細胞，那就是癌細胞。也正因如此，一聽到癌症，人們無不驚駭不已。

那麼，罹患癌症時又該如何面對呢？

根據癌細胞出現的部位、以及進行到何種程度，治療法也各有不同，我並不是癌症的專家，無法在此說明有關治療法的問題。不過，我認爲「心態」扮演著極重要的角色，尤其是已惡化的癌症，患者本身秉持著什麼態度以對，也是重要的關鍵。

有份研究數據指出，癌症患者的存活率與其面對病症的心態息息相關，覺得絕望或意識到自己病重了的人，十年存活率僅有三成左右；相反的，不認爲自己罹患癌症的十年存活率爲五成左右；感覺到不想被癌症打倒的人，其存活率高達八成左右。身爲心臟外科醫師，我也親眼目睹許多患者面臨生死交關之際，最後是心態取決了命運的走向。

此外，「自我暗示」療法則可以藉由影像引導患者想像身體的免疫功能排除了癌細胞，藉此心理療法也可以有效幫助患者積極面對癌症。

48 與癌症保持「勢均力敵」

「癌症」是無法根治的。就算手術徹底摘除，也有復發的可能。想必患有癌症的人都有過那樣的歷程，數個月就必須定期檢查一次，同時也必須留意每日的身體狀況。可說是罹患了就難以掉以輕心的疾病。

爲何癌症會如此讓人感覺棘手呢？

最主要的因素還是在於，希望自己在與癌症的這場戰爭中全勝而退，永不再復發、也永不轉移，並且必須徹底痊癒。抱持如此強烈的念頭，往往即使撐過了治療初期，之後也會漸感難以應付。其實與癌症之間，絕對是長期的抗戰，千萬不要想著全勝、也不要想著痊癒，而應該是讓彼此得以「勢均力敵」。如此，才能心平氣和地與癌症走下去。

前面也提過，由數據顯示抱持「不想被癌症打倒」的人之存活率較高。的確，正向的心態很重要，但如果沒有配合上相當頑強的意志，恐怕是難以持續下去。因此，既然必須與癌症長期相處，何不試著與它和平共存。

特別是癌症末期時，「勢均力敵」的觀念更是重要。比起過去的醫療技術，現在即使罹患癌症已不等於宣判死刑，但不可否認的，還是很多人死於癌症。若嚴重到醫院也束手無策，而必須在病房或在家中度過餘生時，又該怎麼辦呢？

在此階段，我認爲不妨採用傳統醫學或輔佐替代療法。如施針可以撫慰嗎啡也無法抑制的劇痛，施灸可以改善浮腫、痲痺或欲吐感。近來，也有些醫院施用針灸幫助癌症病人。此外，精油按摩或芳香療法也可以緩和平復身心狀態，讓末期患者的生活得以較爲舒適些。

也就是說，即使到了最後關頭，也不要對癌症舉起白旗，盡可能找尋到與癌症和平且舒適共存的方法。對於傳統醫學或輔佐替代療法，許多醫師基於無科學根據的理由而多持保留態度。

不過近來，美國的ＮＩＨ（國立衛生研究院）或ＷＨＯ（世界衛生組織）卻已認同這些療法的有效性。現在世界一百一十個國家均採用的針灸療法，日本的健保制度也開始針對部分予以支援。相信不久的將來，這些替代療法得以造福更多的患者。

另外，爲緩和病痛以提升患者的生活品質（QOL，Quality of Life），因而有了「安寧照護」的醫療。在過去，人們普遍認爲「安寧照護＝末期的照護」，然而近來無論是初期、中期或末期，安寧照護皆適用於各階段的治療。根據以安寧治療而享譽國際的美國麻薩諸塞總醫院之研究調查，發現肺癌患者中，「僅接受抗癌治療」的實驗組與「抗癌治療＋安寧照護」的實驗組，後者的療效可幫助延長約三個月的生命。

許多醫院或醫師對於癌症末期的患者，多採取聽天由命的態度。但是，在「醫」的初始概念中，每個人都不應該被放棄的。長久以來的醫療過度僅著重在「治療」上卻輕忽了醫療中的「療癒」。「醫」的本質就是「預防」、「治療」、「療癒」，回歸到醫療既有的態度上，才能爲每個人帶來眞正的幸福與健康。

49 即使如此，人終究會死去

人有日都終將會死去，死於車禍、死於疾病、死於衰老、死於任何情況，總之就是必然死去。也許有人認爲我不是在說廢話嗎？但我敢說包含我在內的許多人雖然明白人終會死去，卻往往忘了自己的死亡。

「死亡」還未來到自己的眼前，還得以健康度日時，人們是不可能想像到自己的死亡。也許心底的某處，甚至還存著「只有我不會死吧」的念頭吧，或是想著「雖然也許有一天會死，但絕不是現在」。數十年來身爲醫師或醫學者，我雖已看過無數次的生老病死，卻還是對自己的死亡不知所措且茫然。

比起日本人男性平均壽命的七十九歲，我還多活過了五年，隨時撒手歸天，其實也不意外。儘管明白生命總有結束的一天，那心中還是存在著「難道不能讓我這樣一直活下去」的質疑。

我的行事曆裡還記錄著兩年後國際會議的演講行程，甚至連三年後的計畫都擬定好了。屆時，我已八十七歲。儘管如此，我卻從未想過萬一到時已經不在人世，而企圖修改行事曆。看來我甘願與死亡面對面時，恐怕只有在死亡的那一刻吧。

年過七十之後，我身邊的手足或朋友相繼離世，八十歲之後更是頻繁。逼得我不得不開始思索「死亡是什麼？」或「人又是什麼？」，閱讀的書也多趨於此類。不久的將來，死神也會來找我吧？那會是什麼樣的情況？我又該如何以對？畢竟從沒有人可以預見自己的死亡，更不用說什麼準備或覺悟了。

針對QOL，近來又有人提出QOD（Quality of Death＝死亡品質）的說法。也就是你期待什麼樣的臨終，那何不從現在開始「思考構想」自己的死。透過這樣的過程，自然得以浮現出、並懂得如何度過死亡前的生活。換句話說，QOL與QOD其實是一體兩面的關係，「生活品質」提升了，即能以正面的態度思考「死亡品質」。

對於活著，坦白說我認為自己擁有超出常人的貪欲，但書寫至此，忽然對死亡也不再掛心了。如果你也對於死亡還想不出個所以然，不妨靜下心來試著問問自己吧。

50 吃不下的那一天，就是人生的終點

身爲醫師卻如此長壽，最後不由得覺到所謂的人生就是聽天由命。不想生病、想要健康、不想受苦、想要長命百歲，日日的生活裡大家的心中都有著各自的期盼。

不過，人類不過就是構成宇宙的生命體中的一小部分罷了，當被授予的壽命終了時，消失本來就是再自然不過的自然法則。然而來到醫療的世界，各種延長壽命的手段措施從痛苦的到較爲不痛苦的都有，有些醫師甚至勸告患者不要輕言放棄，而提供種種的治療選項。於是，爲抵抗壽命終了的醫療技術不斷持續精進。不過我個人卻認爲，當壽命盡時平靜地離世，也就是「自然死」才是最幸福的終老。

前陣子，妻子的八十七歲姊姊因「自然死」離世。聽說去世前感冒了一個禮拜，那期間就吃不下東西，但也不是臥病在床。去世的那天早晨與她兒子通過電話後，自己換上睡衣睡了個午覺，然後就在睡夢中離開人世。可說是眞正的壽終正寢，也是多數人夢寐以求的「最完美的死亡」。

對我來說，「最完美的死亡」是晚上小酌後在微醺之際撒手歸天。

我的老朋友，也是日本未來學的翹楚林雄二郎先生，他的臨終堪稱是我的「典範」。他在西元二〇一一年以九十六歲的高齡往生，聽說前一晚一如往常與家人同享晚餐，並喝了點小酒後才到寢室就寢。而後，就那樣在睡夢中離開。直到第二天早晨，家人才發現他已經走了。他「如睡夢般死去」，而且是在微醺中進入夢鄉，恐怕就連他本人都毫無察覺死亡的造訪吧。眞是令我好生羨慕。

然而輪到自己時又會是如何呢？不到最後的最後誰也不知道吧。也許，就算死亡已來到的瞬間，自己恐怕還未意識到吧。而就連人究竟可以覺知、認識到自己的死亡嗎？這件事也都還是個未知。

人害怕死亡、迴避死亡、不想那麼早看到死亡、希望死亡不是那麼痛苦的。也因爲害怕恐懼，對於死亡也起了種種的想像，以爲當死亡逼近時自己恐怕已手軟腳軟。

「吃不下的那一天，就是人生的終點」，我認爲這才是面對死亡的正確態度。身體不想再容納食物，也說明身體已經做好死亡的準備了。因此，屆時無須慌張擔心，也無須勉強自己飲食，就靜靜等候「它」的來臨吧。

51 領悟「得以活著」，生命即起了奇蹟

你是感覺到「活著」？還是「得以活著」？許多人也許對這個問題摸不著頭緒，但我覺得那卻是身而爲人應該思考的最根本問題。

位於西班牙與法國國界的庇里牛斯山山腳的「盧爾德（Lourdes）泉水」，人們相信從那裡湧出的泉水可以治病，因而每年有五百萬人次朝聖造訪。根據「盧爾德泉水」的醫療機構表示，自從西元一九一四年以來奇蹟式被治癒的患者共計六十八人（西元二〇一二年止）。

想必是透過信仰與祈禱的力量，患者感覺到「自己得以活著」吧。除此之外，我也聽說有些重病患者當意識到「自己不過是得以生存在浩瀚宇宙中的渺小存在」時，病痛也隨之痊癒了。

不是「活著」，而是因爲某種力量才讓我們「得以活著」。那又是什麼呢？也許是

神，也許是宇宙，也許是整個社會，也或許是個人的信仰或信念。總之，就是相信那個自己以外的力量。

我也有過那樣的經驗。儘管距今已是十八年前的事了，但至今記憶猶新。當時我參加在蘇聯（現在的烏茲別克）的撒馬爾罕所召開的國際雷射學會，學會爲示範展現，特地在晚秋的沙漠對著萬點星空投射紅、藍、綠的雷射光，在那裡頓時察覺到自己竟得以存活在如此廣闊的世界，心胸隨之開闊。

長久以來身爲醫師、也身爲學者，卻在不自覺中埋入了閉門造車中，漸漸忘了自己日日傾注心血研究的先進醫療技術到底是爲了誰，也忘了會爲世界帶來什麼樣的改變。若當時未能在撒馬爾罕沙漠體悟到「自己是得以活著」，我恐怕會迷失了前行的方向，也無法燃燒對醫學的熱情持續至今。

然而現今的日本，可以感受到「得以活著」的機會卻少之又少，無論是年長者或年輕人，大多數的人僅是單純地認爲自己「活著」。或許是與過去的年代相較下，如今的時代實在太過富足了。

沒有什麼匱乏的，想要的輕鬆就能要到了。在過去，還存在著許多需要借助他人協助才得以完成的種種，但來到現在，即便金錢也可以買到服務或幫忙、透過網路一個人就能獨力完成許多事。結果，人與人之間的連繫愈來愈淡薄，人們也難以感受到是因爲其他許多的存在，自己才得以活著。

52 感恩是最好的妙藥

眞誠地感受到「得以活著」，自然會湧現感恩。因爲我們知道，活著絕不是自己一個人的事而已。有了那個人，才得以有我的存在；有了那個人的存在，我才得以活下去。就算是再細微的事，也要抱持著感恩之心。

我也有想要感謝感恩的人，那就是我的妻子。我們從昭和三十四年（西元一九五九年）結婚以來，今年已邁入第五十四個年頭了，我每天無不對她充滿感恩與感謝。

在女醫尙稀有的年代，她自女子醫學大學畢業後，專研細菌學。就我看來，年輕時的她的確是個聰明且才華洋溢的醫師兼研究者，然而最後她卻放下一切全力支援我，成爲我的妻子與三個孩子的母親，對此我眞是感激不盡。爲了不讓她的犧牲成全不至於白費，我也盡力在專業領域上。如此說來，是因爲妻子我才得以活著啊。

當人們感覺「自己得以活著」時，想必腦中也產生了某種震撼的反應吧，隨之也影響到全身，並進而引發難以想像的狀態，例如活化了免疫系統。不過這些都是我的推測罷了，並未經過科學證明，但配合上我個人的體驗、以及世界各地的病例，這樣的推想也不無可能啊。

53 相信「肉眼看不見」的力量

科學進步，過去肉眼不得見的事物如今都能親眼看到了。例如透過最先端科技的內視鏡，可以看到腦部深處的神經或血管之錯綜複雜，或是最近經由火星探測車「Opportunity」，在地球的我們得以看到彩色影像的火星樣貌。

這些都是科學進步以前的人們所難以想像的畫面，然而來到現今的時代，卻是可以親眼眞實感受到其存在。

科學的進步的確帶來美好，另一方面人們卻似乎也喪失了相信這世上還存在「肉眼看不見的事物」之能力。因爲可見的事物愈來愈多，我們錯以爲所有的一切都應該是「肉眼看得見的」，甚至忘記「肉眼看不見的事物」。

舉例來說，被所有的醫師視爲束手無策的末期癌症患者中，十萬人中就有一人竟得以自然痊癒。雖是極低的機率，卻是眞實的奇蹟。究竟是什麼發揮了效用？又引起了什麼作用？其實就是科學所無法解釋說明的一切，也就是「肉眼看不見的事物」讓疾病消失了。

我身爲醫師也是科學研究者，比起一般人更在乎所謂的科學性，長久以來我在乎的是眼睛看到了什麼、數字顯示了什麼、能否說明解釋前後的因果關係。但是，這樣的我卻屢屢遭遇體驗到某些情況，而不得不承認「肉眼看不見的事物」之存在。

例如我與團隊著手研究人工心臟時，我們把裝有人工心臟的山羊飼養在研究室，企圖超越世界紀錄的存活日數。人工心臟在那時可說是足以改變未來的最先端科技，我們可是賭上了生命全力以赴。終於來到達成世界紀錄的瞬間，那「肉眼看不見的事物」之力量彷彿籠罩包圍且守護著我們。我、助手、山羊，以及現場的儀器……所有的一切恰似融爲了一體，綻放著神聖的力量，那力量令我如今回想起來都爲之顫抖。原來，「與宇宙融合爲一體」是那樣的感覺，同時也造就我們順利達成世界紀錄。

這世界上，無時無刻不在發生科學無法說明的不可思議，縱使今後科學如何的進步，那些「肉眼看不見」的不可思議依舊存在。

可惜許多人並未能留意到，輕易地認定「肉眼看不見的就是不存在」。說實在的，那是非常貧乏的思考模式。當理解到肉眼可見的並代表一切時，才能衍生超越了人類智慧的可能性。

終章

落伍的日本醫療

爲什麼如此先進的醫療，
卻無法救人呢？

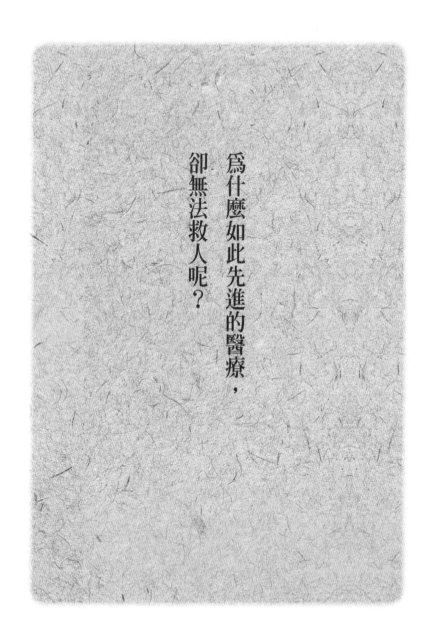

不依賴醫院的醫療體系，才是最尖端的醫療

長久以來我親眼目睹世界各地的醫療現況，也因此我敢斷言，這世界上再也沒有一個國家的醫療環境如同日本這般先進且完備。而且身爲日本的國民，任何人都可以負擔得起如此高水準的醫療。比起美國等其他先進國家，想要享有同等的醫療，恐怕得自行負擔十倍以上的醫療費用。不過，也因爲健保制度的完善，比起其他先進國家，日本的醫療更顯得落伍。

爲什麼呢？

如此完美的醫療體系，造就出每個人無論罹患任何疾病，即去到醫院長期追蹤試圖找到病因與治療的方式。未來的日本醫療想必也會朝向解決所有的疾病發展吧，隨著檢查或治療的技術日新月異、新藥不斷研發增加之前提下，最後醫院必然得以解決所有疾病的問題吧。

然而事實不該是如此，日本理應追求的不該是更加全方位的醫療，而應該是「不依賴醫院的醫療」。

現今，美國有百分之五十、歐洲有百分之三十至五十的患者皆採傳統醫學、脊椎矯治療法、芳香療法或順勢療法等的輔佐替代療法，也就是接受「醫院以外的治療方法」。但是在日本，這類的醫學或醫療卻被視爲「落伍的」、「跟不上時代的」，與世界的潮流完全背道而馳。

放眼世界的醫療，不單僅是仰賴醫院的形式，也有既有的醫療（西醫）再結合上傳統醫學或輔佐、替代療法等的「統合醫療」。統合醫療的好處在於，避免不必要的檢查或治療，又能管控年年不斷增加的醫療費用。

例如在丹麥，針對一百零五位狹心症患者，除了既有的藥物（西藥）治療外，再施以針灸與自我生活關照教育，五年內每個人平均省去了三百二十萬日幣的醫療費用。此外，位於日本島根縣的醫院（計有兩百床位的療養型醫院），將過去部分的處方藥物（西藥）改爲中藥，從此平均一名患者一天的醫藥費，從過去的一千三百九十四日圓降至七百四十一日圓。

類似這樣的案例，不勝枚舉。

大家也可從各新聞媒體等得知，現在的日本國民年度醫療費用高達約三十七兆八千億日圓（西元二〇一一年度）。以年齡別來看，七十歲以上者每年一人的醫療費相當約八十萬六千萬日圓，是六十九歲以下者的約四點五倍。也就是說，高齡者使用掉了理應國民全體得以享有的醫療費用之半數。

看到如此驚人的數據，若不趕緊採行應對方案，將會對後代的子孫世代造成負擔。

本書不斷重複強調且欲告訴讀者的是，「老化」並非疾病，衰老所引起的種種不適，去到醫院也不可能得到根治。既然不是疾病，檢查後也不會出現所謂的「病名」。

但是，許多人視「老化」爲疾病，不斷地檢查或長期服用緩和症狀的藥物。可是這些醫療過程又不能和緩不舒服，每一次的檢查就可能消耗相當的體力，再加上經濟的負擔，以及服用不必要的藥物，不僅破壞了身體整體的均衡，也由於藥物的副作用又釀成了生活的不便。

我當然理解身體出現不適症狀時的惶恐，所以才想要仰賴醫師的診視。不過坦白而言，身體所引發的不安與惶恐，還需要靠自己撫平與克服。平時多留意身體微小的變化，在不適尚輕微時即應照護緩和。同時，也應該自己培養出與「未病」狀態和平共處的方法，藉由極爲平常且得以持續的健康之道，慢慢消解自己的不適與不安。

如此一來，不僅能遏止國家整體醫療費的浪費高漲，也能減輕未來世代的負擔。

不堪一擊的日本醫療

西元二〇一一年三月的東日本大震災，也浮現出日本醫療的不堪一擊。既聽聞無詳細檢查數據則無法診斷的醫師、無儀器則無法測量脈搏的護士，也從新聞報導中得知有些高齡患者或重傷患者在避難混亂中死去的悲傷消息。

我在同年的四月下旬隨同傳遞支援物資的活動前往災區，儘管身爲醫師、醫學者，在那麼多痛苦的人們面前，才深知自己的無力感，所有的一切根本毫無用武之地。

由於停電，無法使用檢查儀器，沒有了檢查儀器也無法判斷病狀。再者，電腦內的病歷完全消失，沒有聽診器也不能聽到患者的心音，就算拿到藥，由於斷水也無可服藥用的水。當時當地的狀況就是如此。

爲何，如此進步發展的醫療卻無法救人呢？

歸咎原因則又回歸到本書不斷重複的論點，「醫學」已進化發展到歪斜扭曲的狀態。失去了用電或用水等生活管線，即使高度精密的檢查儀器或設備也徒然，就算有醫師也對眼前的患者束手無策。原本，即使沒有了機器或設備，身爲醫師理所應當依據病狀而予以治療。但事實上，則是完全無能爲力。

「一位重症患者」與「多數的輕症患者」，身爲醫師應該先救誰？這是包含我在內、凡是修習醫學者絕不能逃避的重要問題，答案是應該先救「一位重症患者」，也是現今醫學（西醫）給出的正確答案。

我在鑽研當時最先端的人工心臟醫療技術時，也深切感受到必須先救「一位重症患者」的使命感。至於其他領域的先端醫療技術，在過去也同樣是以拯救「一位重症患者」爲優先。當然，救「一位重症患者」後，也必須救治「多數的輕症患者」。也因爲如此，現今的醫療重視的是「一位重症患者」，對於「多數的輕症患者」的醫治卻顯得消極。

震災後，住在避難所的人們開始出現關節痛、腰痛或頭痛的症狀。由於每天生活在毫無隱私可言的狹小空間裡，想必備感壓力、身心緊綳。心理上的緊張又會破壞身體的健康，身體的不適又再造成心理上的負擔。生活在避難所的人們，生理與心理上無可避免地衍生出如此的惡性循環。

在此狀況下，針灸、按摩、瑜伽等方法其實可以提供很大的幫助。本書所提及的傳統醫療或輔佐替代醫療非常重視身心上的平衡，能緩和因生活不便的壓力所造成的身體不適。

除了腰痛或關節疼痛外，深受心因性高血壓之苦的災民也相當多。所謂的心因性，即是精神狀態所造成的，即使服用降血壓藥物也不如一般高血壓得以讓血壓恢復正常。此時，近來的緩和醫療中的芳香療法或音樂療法，即可以平復心因性的高血壓。以芳香的天然植物精油按摩身體、或是發聲唱歌都可以放鬆身體的緊繃，進而消除造成致病根源的壓力。

這些治療案例，也可以沿用救助於如今醫療所漠視的「多數的輕症患者」。

我在震災地僅度過三天的時間，期間最令我印象深刻的是成爲避難所的石卷（宮城）中學。由於從發生災難後已歷經一個半月，避難所裡湧入來自全國各地的義工，其中有一位是護士。她是放下家人、辭職來到災區，初到時避難所的衛生狀況極爲堪慮，由於斷水，廁所內糞尿滿溢，就連災民坐臥的空間也充滿垃圾。她一個人主動開始清掃，漸漸改善了避難所的環境。

南丁格爾（西元一八二〇～一九一〇年）在其著作《護理工作紀錄》（*Notes on Nursing*）提到，爲患者換上乾淨的床單是極重要的工作。因爲改善了衛生狀況，患者得以身處在「舒適」的環境，自身的自然治癒力也會隨之提升。

而石卷的那名護士即實踐了南丁格爾的論點，也讓我看到了「醫療」的原點。受到嬌小的她的行動力與毅力之感召，災民們也加入清掃的行列，避難所的環境因而有了戲劇性的轉變。再加上清掃時大家碰面談話的機會也增加了，透過交談也得以釋放受災後的痛苦，對心靈也起了療癒作用，並緩和了慢性疾患或心因性及病患者們的症狀。

身爲醫師與醫學者在長期投入參與最先端醫療後，我不得不再次地提出自己切身的體悟，「僅有醫療技術，並不能造福患者。」

那麼，可以療癒患者、爲患者帶來幸福的醫療又是什麼？石卷的那位護士已身體力行給出了答案，也就是必須「得以診視到眼前痛苦的人們的『身』與『心』的醫療」。

醫療技術的發展起始於爲了拯救眼前痛苦的人們，但諷刺的是，隨著醫療技術的進步，竟不知不覺中忘了患者才是主體。每個人都擁有各自獨特的身體結構，心理狀態也持續不斷影響著身體，然而這些關鍵因素卻早已被進步的醫療屏除在外。結果，儘管醫療技術進步，卻反而無法拯救患者。本書所主張的「不仰賴醫師的生活態度」，其實正是對如今過度仰賴醫療技術的醫療提出反思。

未來無可避免地醫療技術會更加進步發展，身處在這樣的現況，我們又該如何守護自己的健康，度過平穩且幸福的人生呢？當然不能把自己完全交給醫師或醫院，而必須意識到每個人都是個別的主體。

若從這樣的觀點切入，所謂的「不仰賴醫師的生活態度」，也並不是單純的「養生之道」，還象徵著安身立命於未來的一種生活態度，而要讓這樣的觀念與風氣拓展開來，還必須仰賴大家的身體力行，因爲只有我們自己得以改變現狀。

後記

現今的醫療領域，面臨著時代的重要轉換期。過去以來，正是所謂的「技術的時代」，也是我埋首於人工心臟研究的時期。也因此，支撐現今醫療的基礎醫療技術得以相繼孕育而生，過去被視爲不治之症的疾病也不再是難題。的確是讓人充分感受到「唯有技術才能治病」的時代。

相較之下，未來則是「人才的時代」。技術愈是進步，愈加浮現出技術無能爲力解決的部分，同時也體悟到「人才」的重要性。也就是說，高度的技術更迫切需要配合上「視病如親的噓寒問暖」、「親手觸碰患部的接觸」、「配合個人生命觀的治療方式」等的基本人性面，以及突顯出治療者獨特人格的部分。

就此層面來說，我們已經來到那樣的時代、也就是期望看到包含醫師、護士在內的醫療相關人員展露出他們身而爲人的感性面。

自從我在東京大學醫學部擁有自己的研究室以來，即全力投身於醫學教育。從東大退休後，擔任鈴鹿醫療科學大學校長一職，更傾注心力培育未來的醫師、臨床工學技士、診療放射線技師、管理營養師等與醫療相關的人才。得以與那些未來將成爲醫療一部分的學子共同學習，並期待整個醫療體制得以轉換爲「人才的時代」，對我來說眞是美好的經驗。

當時看見學生既擁有年輕人的膽大，再透過教育磨練出各自的獨特感性，尤令我印象深刻，也相信他們將成功帶領日本的醫療走向「人才的時代」。

如本書所提及的，固然現今日本醫療的弊端繁多，但醫療人才的培育，再加上患者們對醫療意識的轉變，那些問題終究會得到解決。

最後，我想透過本書出版之際，向長久以來支持我的妻子英子、以及讓本書得以出版的鈴木圓香小姐致上由衷的感謝之意。

西元二〇一三年三月吉日

東京大學名譽教授・醫學博士

渥美和彥

國家圖書館出版品預行編目資料

東大名醫行醫一生的最終體悟：往後日子不上醫院、不靠醫師也能健康活著的53個心得 / 渥美和彥著；陳柏瑤譯. -- 初版. -- 臺北市：麥田出版：家庭傳媒城邦分公司發行, 2014.06
面； 公分. --（生活新主張；60）
譯自：医者の世話にならない生きかた
ISBN 978-986-344-103-8（平裝）

1. 健康法

411.1 103008163

東大名醫行醫一生的最終體悟：
往後日子不上醫院、不靠醫師也能健康活著的53個心得

原著書名　医者の世話にならない生きかた
作　　者　渥美和彥
翻　　譯　陳柏瑤
責任編輯　蔡錦豐
美術設計　黃思維
總 經 理　陳逸瑛
編輯總監　劉麗真
發 行 人　凃玉雲
出　　版　麥田出版
104台北市中山區民生東路二段141號5樓
電話：(02)2500-7696　傳眞：(02)2500-1966
發　　行　英屬蓋曼群島商家庭傳媒股份有限公司城邦分公司
104台北市中山區民生東路二段141號2樓
客服服務專線：(886)2-2500-7718；2500-7719
24小時傳眞專線：(886)2-2500-1990；2500-1991
服務時間：週一至週五上午09:00~12:00；下午13:00~17:00
劃撥帳號：19863813；戶名：書虫股份有限公司
讀者服務信箱：service@readingclub.com.tw
網　　站　城邦讀書花園www.cite.com.tw
麥田部落格　blog.pixnet.net/ryefield
香港發行所　城邦（香港）出版集團有限公司
香港灣仔駱克道193號東超商業中心1樓
電話：(852)2508-6231　傳眞：(852)2578-9337
E-mail：hkcite@biznetvigator.com
馬新發行所　城邦（馬新）出版集團【Cite (M) Sdn. Bhd. (458372U)】
41, Jalan Radin Anum, Bandar Baru Sri Petaling,
57000 Kuala Lumpur, Malaysia
電話：(603)9057-8822　傳眞：(603)9057-6622
電郵：cite@cite.com.my
總 經 銷　聯合發行股份有限公司　電話：(02)2917-8022　傳眞：(02)2915-6275

排　　版　浩瀚電腦排版股份有限公司
製版印刷　中原造像股份有限公司
初版一刷　2014年6月

城邦讀書花園
www.cite.com.tw

ISBN 978-986-344-103-8
定價：NT$280元